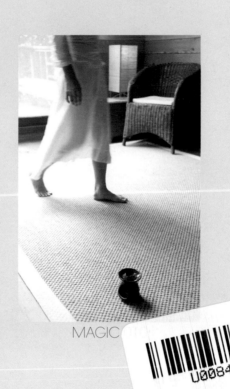

MAGIC

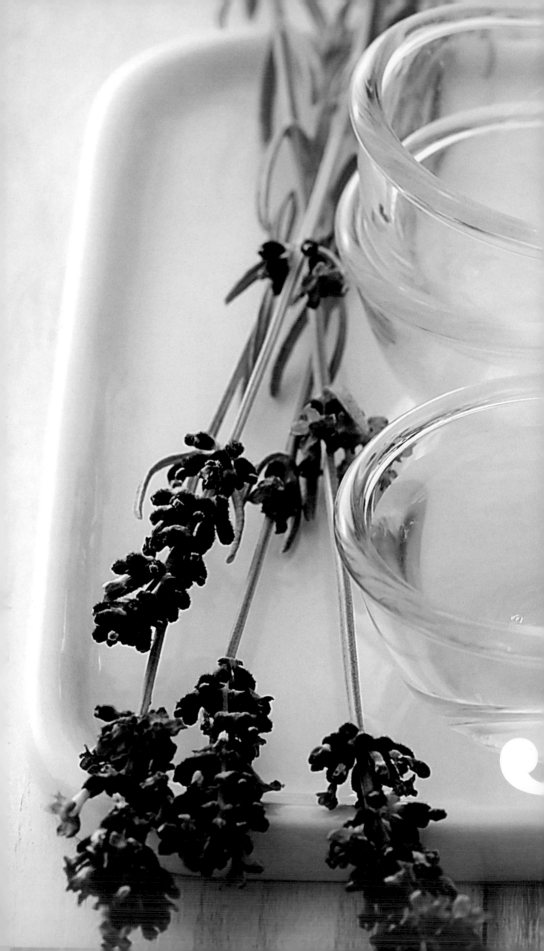

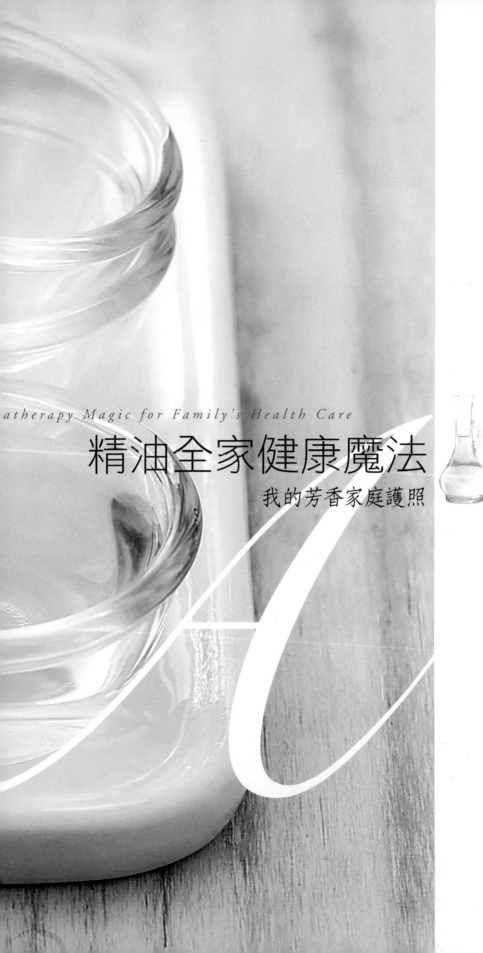

atherapy Magic for Family's Health Care

精油全家健康魔法
我的芳香家庭護照

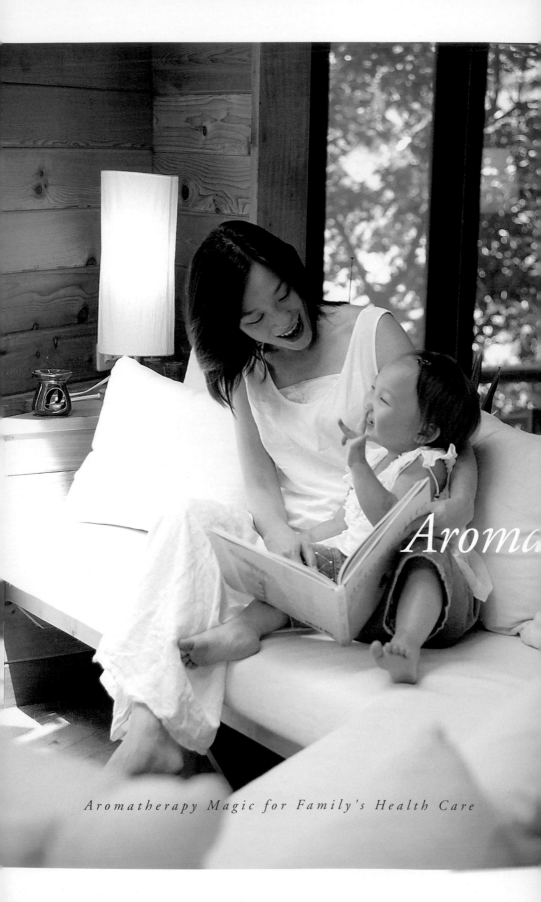

Aroma

Aromatherapy Magic for Family's Health Care

揭開精油面紗，
擁抱自然與健康

近年來，西方傳入的「芳香療法」一詞，讓精油披上了神祕、高貴又具療效的面紗，對從事精油教育及知識推廣的我而言，應該樂觀其成才對，但看到許多美其名為芳香療法，卻大行其神話包裝之實的市場，卻是一則以喜，一則以憂。喜的是看到沈寂幾世紀的植物精華，以及取法大自然的風氣再度受重視；憂的是，即便是最天然、最純粹的植物精油，也並非都與「溫和」、「安全」畫上等號。若要將精油當成保健品而把芳香療法當成輔助療法，用於身體保健，還是有劑量上的限制與植物個別差異的禁忌，絕不是天然的就保證無害，這也是一般使用者最容易忽略的地方。

十年的臨床護理經驗，讓我一直扮演著推展衛教的角色，近幾年來，更轉戰精油保健及芳香療法教學，積極投入精油保健的研究。對我來說，精油的迷人之處不僅在於它的功效，更有其應用特色、實用性，以及它可以不斷變身的魅力，講到所謂的芳香療法和精油保健，其實這也正是我最樂於與讀者分享的部分。

《精油全家健康魔法》是我醞釀近一年的作品，也是繼《精油魔法初體驗》、《精油美顏瘦身魔法》之後，第三本精油工具書。這次我將精油與保健實際結合，並搭配精油護理方式，以更科學的角度運用精油。本書同時針對如何將精油應用在幼兒、女性、男性及銀髮族等不同年齡層，以及個別特殊症狀需求，提出詳解及護理要點，並強調安全使用的原則，以淺顯易懂的方式，引導讀者了解精油保健的根本。

感謝香草魔法學苑的眾多會員們，有你們熱情的參與，直接臨床的應用，才有可靠的臨床實例與成果可以分享，進而使更多讀者受惠；也感謝朱雀文化的堅持，本書維持了朱雀出版品一貫的特色——精美與實用並重，這無非是希望大家在進入精油殿堂的同時，都能像本書所呈現的風格一樣，是優雅的、是放鬆的，也是一本可以讓你隨時翻閱的床頭書。

「香草魔法學苑」網站總監

李淳廉 nico

Contents

精油全家健康魔法

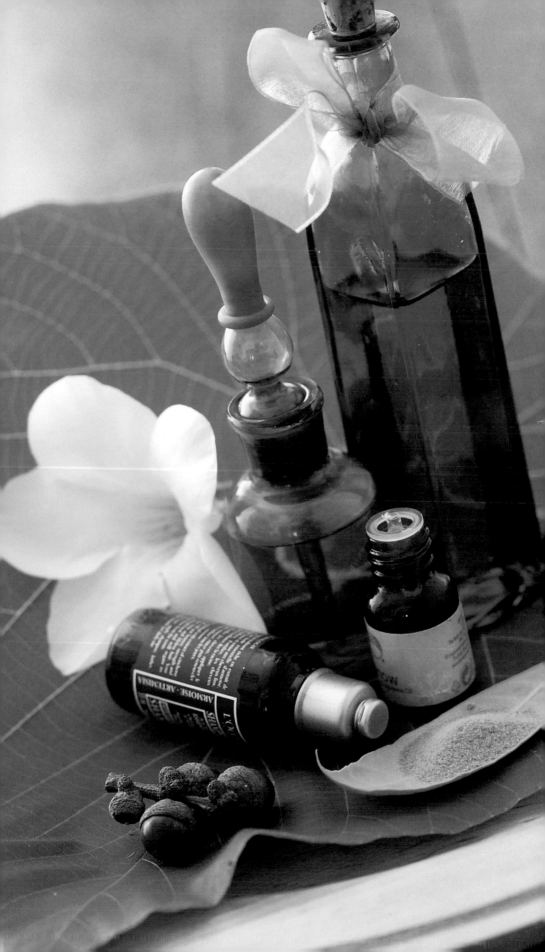

30個優質芳香家族

✽高純度精油 ✽親膚性晶露 ✽基底油與乳霜

30個家庭護理魔法

✳ 小寶貝護理 ✳ 青少年護理 ✳ 女性護理 ✳ 男性護理 ✳ 銀髮族護理

Contents

精油與保健

常有人問我：「精油是不是被神話了？既是情調用品，又可用來薰香以調情養性，甚至還能塗抹治病，當成皮膚保養品，豈不成了仙丹靈藥？」
一般人會有這樣的疑問，我一點也不覺得奇怪，
這是因為大多數人接觸精油，只能從廣告、外包裝，去認識精油，
幾乎忘了它的前身就是從植物的根、莖、葉、漿果、花瓣、果皮等萃取而來的，
如果只是從包裝面去認識精油，永遠不知其所以然。

✽ 細說芳香療法

精油芳香療法在西方國家發揚光大，但是此一原理並非由西方國家所獨創。其實，將植物應用在治療上與人類歷史一樣久遠，時至今日仍存在於許多古老民族中，如印度、西藏、中亞地區等，甚至在中國藥典書籍中皆有脈絡可循。

中國的《神農本草經》中，早有芳香植物的記載，並且收入芳香藥材近130種，如：乳香、藿香、沒藥、檀香、白芷等；主要用於通竅、止癲、芳香化濕等，諸如此類的相關字眼，即是指它們皆具備較強勁的香氣、藥性溫和，並具極佳的治療效果。

現今藥物學及化學中所謂的精油，指的是植物體中所含的揮發性油脂。精油的化學結構主要為醇、酮、醛、酸、酯、酚類等。此揮發性油對黏膜體具有一定刺激作用，能促進血液循環、調味、解熱、防腐、抗菌、消炎、止痛、鎮靜、健胃、鎮咳、平喘、祛痰、麻醉、強心、利尿……。

20世紀初年，化學工業興起，人們開始懂得分析藥草中的成分，不論是萃取自植物，或是以化學合成，各種錠劑藥水由此誕生，如我們所熟知的盤尼西林，就是由柳樹皮所提煉的；又如現在治療瘧疾的特效藥──奎寧，也是來自於名為「金雞納」的植物，由此可見，芳香植物應用於醫療保健，東西方如此、古今皆然。但植物萃取耗費人工，易受氣候、土壤影響，使得大多數藥草穩定度不夠，才漸漸被化學合成所取代。

✱ 精油──最好的天然保健材料

　　由於科技的發達，精油和植物的浸提膏、萃取液，再度成為製造藥品、美容保養品等產品的重要素材，使得本身具有修復、抗菌及提高免疫力作用的植物，重新被廣泛運用於人體，這也就是為什麼近年來有許多護膚保養品、抗菌劑紛紛以加入精油為號召的緣故。

　　所以，芳香療法絕非單指香氣對心理所產生的作用，它還關係著其化學物

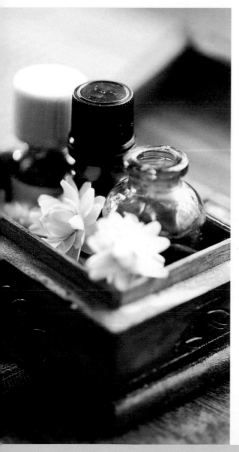

質對症狀的影響，如丁香，一直被當做局部麻醉及止痛、殺菌的藥劑，在牙科診所內經常可以聞到它的氣息，但是此氣味絕對不是造成麻醉、抗菌的原因，而是丁香酚與胡椒酚的作用。又如薑，所含的薑辣素，能促進腸胃蠕動、幫助消化、消除脹氣。在醫院裡，會對於高燒病人施以酒精塗抹，以達到退熱效果，此時如果改用稀釋的薄荷油塗抹，效果應該更好，這就是薄荷腦發揮舒張毛細孔、加速排汗散熱的作用。也因此，精油這種植物原料可應用於藥材、藥膏、保養品的添加，是很好的保健材料。

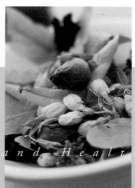
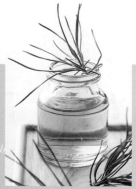

優質精油選購訣竅

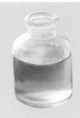

精油相關產品何其多，
有的是在萃取過程中天然產生的精油副產品，如晶露、浸膏；
有的是精油加工出來的保養品、按摩油、沐浴用品，
但這些產品到底對我們在選購上有什麼樣特殊意義呢？
什麼樣的產品對我們最有益處呢？

✳ 單購純精油，效果最直接

　　市面上有許多方便消費者使用的含精油產品，無論是按摩油、潤膚乳、沐浴油、各種防蚊噴劑、女性衛生噴劑，買起來很貼心，用起來很方便，但事實上，為了安定多種精油混合在一個溶液裡，勢必加入安定劑，混合的沐浴乳及洗髮乳也須加入介面活性劑及乳化劑，而為了保持保存期限時的新鮮度及活性，也少不了防腐劑及抗氧化劑，再加上調好的成分，為了有市場的賣相，勢必也要添加單體香（香料），以迎合消費者的喜好。

　　在這種情況下，你所使用的產品裡所含的精油或天然成分相對變得少之又少，當然，或許一樣可以達到心理上的安慰作用，但要談到生理上的平衡油脂、抗炎、止癢、降壓等功效，可說純屬天方夜譚，

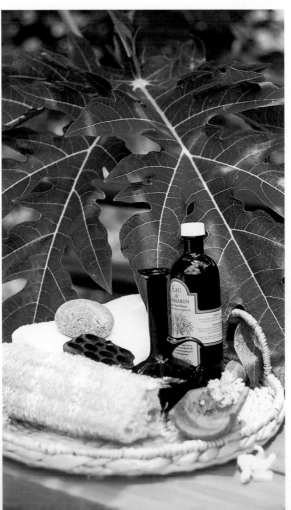

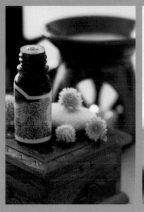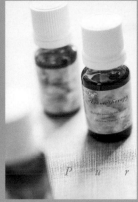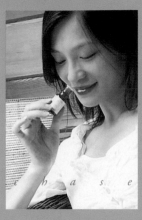

而且，無形中還在我們過多化學污染的生活空間中又添一樁。所以，最好還是單購純精油，除可按適用方式用於泡澡、按摩、擴香，或製作成各種防蚊液、衛生噴劑，獲得最直接的效果外，也能維持植物天然活性。

✱ 精油選購學問大

　　購買純精油，是一門大學問，一般人想在短短數分鐘內，即判別出精油真假並不容易，這也是市場上產品容易魚目混珠的最主因。此外，還有許多個人的主客觀因素，因為每個人的嗅覺敏銳度有些許差別，如果你的生活中已充滿各種室內芳香劑、香水、香精、調和香料，那麼就一定無法在瞬間被天然植物所散發出的香氣吸引，但通常會在聞了一段時間後，感受到氣味變化所帶來的正面情緒轉變。

　　天然精油與合成精油的差別可以用嗅覺來判別，不過，合成技術好的精油，也很難在短時間內嗅得出。所以，購買時，你最多只能憑藉嗅聞時的第一印象、瓶罐中所透出的精油顏色和濃稠度。如洋甘菊，無論是羅馬洋甘菊或德國洋甘菊，其瓶罐中不透明的墨綠色和深藍色都是很好的顏色指標；沒藥濃稠的赭紅色，也可在搖晃瓶身時看出端倪。至於乳香，沈沈的木脂味，須很靠近瓶身，才會透出徐緩溫潤的味道，其非常黏稠的特性，亦可從搖晃瓶身感覺出。

　　誠懇的說，購買精油產品時，經驗累積和詳閱本書中的精油基本資料，將會是購買精油時的最好依據，在此建議大家，參考我的另一本著作《精油魔法初體驗》裡面有非常詳盡的說明。

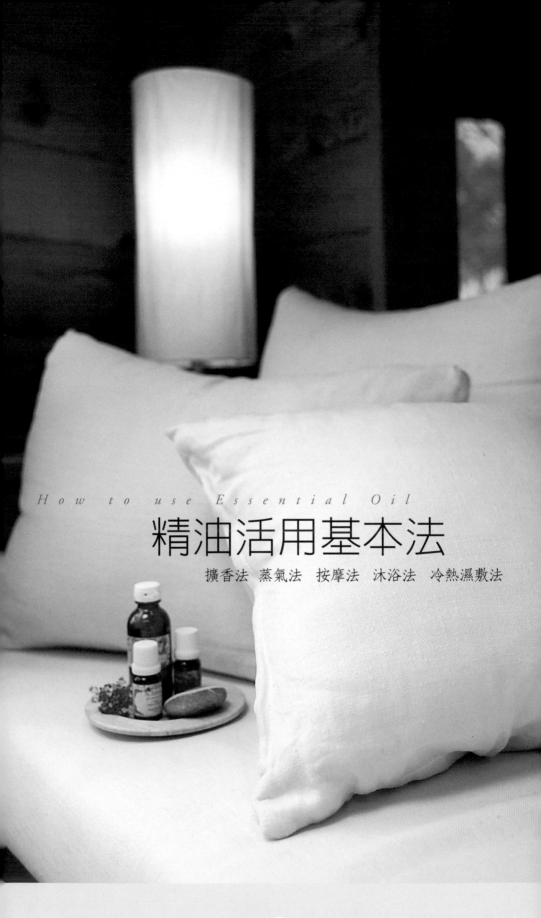

How to use Essential Oil

精油活用基本法

擴香法　蒸氣法　按摩法　沐浴法　冷熱濕敷法

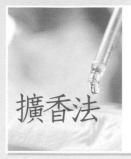

擴香法

藉由氣味的擴散，吸入鼻腔內，再經由鼻腔中的嗅球接受器，傳達到大腦的下視丘，進而將氣味的感覺直接回應在我們大腦左半邊。

這個主宰人體感覺與荷爾蒙的區域，對我們的情緒有揚升與緩抑的作用，許多經由氣味喚起記憶，或是藉由氣味讓心境獲得平衡的模式，都是利用這種「擴香法」。

✱ 滴在枕頭上

■ **做法：**

1 將精油滴在枕頭下方一角，有些精油會沾污布料，故盡量使用舊枕套。

2 也可以將精油滴在棉花球上，置於枕套裡。

3 用量為1～2滴。

■ **注意事項：**

1 避免沾染到眼睛。

2 僅適用於6個月以上的孩童。

■ **用途：**調整呼吸、幫助睡眠。

✱ 滴在睡衣上

■ **做法：**

1 小孩就寢前，滴1滴精油在睡衣上，讓它慢慢揮發。滴精油的位置通常是在背部、衣領或胸前等地方。

2 用量為1滴。

■ **注意事項：**僅適用於6個月以上的孩童

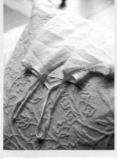

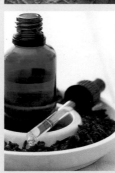

■ **用途：**幫助睡眠、預防過敏。

✱ 滴於衣物上

■ **做法：**

1 將純精油或與晶露稀釋過的精油，噴灑在襯衫的衣領、袖口，或裙襬、褲腳上，讓自己一整天都享受著天然好味道。

2 孩童若經常在夜裡哭鬧，可以在衣物上滴些薰衣草精油，對於孩童的情緒具有安撫作用，同時也是阻隔蚊蟲侵襲的好方法。

■ **注意事項：**最好選擇透明或是淡黃色精油，較不會使衣物沾染到顏色。

■ **用途：**安撫情緒、預防過敏、防蚊。

✱ 滴在面紙、手帕或水杯中

■ **做法：**

1 選擇自己喜歡的香味或配合使用目的的精油，滴1～2滴在手帕、面紙或化

妝棉中，置於鼻子下方，直接嗅入香氣。

2 也可以將沾有精油的面紙或化妝棉，放在桌上的小陶碟中，或是放入書桌的抽屜裡，讓香味直接擴散。

3 將1～2滴的精油滴入盛有熱水的水杯中，把鼻子湊近杯口，深呼吸，將帶有精油氣味的蒸氣吸入鼻中。

■ **注意事項**：不可將滴有精油的手帕或面紙直接接觸皮膚，以免刺激。

■ **用途**：這個方法相當簡便，不僅適用於房間、辦公室和學校，甚至外出旅遊時，都可以將滴有精油的面紙，攜帶在身邊，當你想要轉換心情或解除宿醉時，都可以使用。

How to use Essential Oil

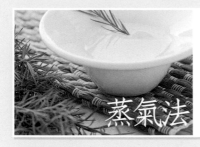

藉由水的熱氣及水蒸氣，將精油的氣味及分子擴散出來，透過呼吸的方式，吸入精油的氣味分子及熱蒸氣，有濕潤、促進循環、預防黏膜乾燥感染的作用。

蒸氣法

■ **做法**：

1 在洗臉盆中放入約60℃左右的熱水，再滴入2～3滴精油，用蒸氣蒸臉5～10分鐘。為避免蒸氣散逸，可以蓋上毛巾，切記一定要閉上眼睛進行。

2 感冒鼻子不通、喉嚨不適時，可以將精油滴入熱水盆中，鼻子湊近水面，嘴半開，藉由精油蒸氣減緩不適症狀。適合的精油有：茶樹（Ti tree）、尤加利（Eucalyptus）、薄荷（Peppermint）、薰衣草（Lavender）、松針（Pine needle）等。

■ **注意事項**：如用於蒸臉，結束後務必將臉洗淨，並用冷水洗臉，以收縮毛孔。

■ **用途**：舒緩喉嚨痛、咽喉炎、扁桃腺炎等感冒症狀。

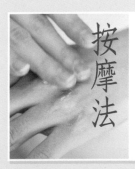

按摩法

　　每個人都能憑自己的一雙手，對皮膚加以按摩，刺激反射點，而且在家中即可自我施行。藉由塗抹按摩精油，不但可提高皮膚的滲透吸收力，進而加強淋巴系統的排毒能力、代謝體內老舊廢物與毒素、消除或減輕各種惱人的痠痛麻等問題，並有增強免疫系統的效果。

■**做法：**

1 將精油以5%的比例，調入適合的基底油中（10ml的基底油＋10滴的精油），做為皮膚局部按摩使用。

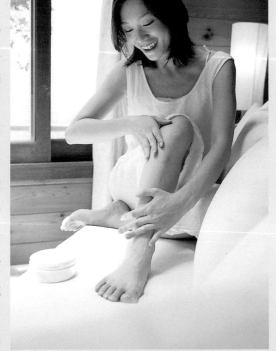

2 6～10歲的幼童，則以2.5%～3%的比例，調入適合的基底油中（10ml的基底油＋5～6滴的精油）。

3 也可以將精油調入無香精的乳液或乳霜中，做為精油護膚保濕霜。調和的劑量以10g.的乳霜加2滴精油為限（如果一個50g.的乳霜，可加入約10滴左右的精油），幼童則劑量減半。

■**注意事項：**6歲以下的幼童，應選擇安全性較高的花類、果類、樹脂類精油為主，如：薰衣草（Lavender）、甜橙（Orange）、葡萄柚（Grapefruit）、乳香（Frankincense）、檀香（Sandalwood）、玫瑰（Rose）、茉莉（Jasmine）等。

■**用途：**按摩、促進血液循環、保濕。

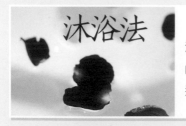

沐浴法

由於浴室是密閉空間，因此利用泡澡〈芳香浴〉，在吸入精油香氣的同時，精油成分也會藉由肌膚滲透的模式，達到芳療的效果。

利用沐浴法做香療，你可以選擇自己喜歡的香氣，或是配合目的或症狀，把精油滴在裝滿水的浴缸裡。精油標準量是4～5滴，最多10滴，也可以混合多種精油，效果會更好。

要注意的是，香氣較強的精油或是肌膚較差的人，要減少精油的用量。具刺激性的精油，如：檸檬香茅（Lemongrass）、香蜂草（Melissa）、馬鞭草（Verbena）、肉桂（Cinnamon）、丁香（Clove）、茴香（Fennel）、檸檬（Lemon）等，在下水前，必須先以少許植物油或奶油球（喝咖啡的奶精）稀釋，再滴入水中；皮膚乾燥的人也可以先用牛奶或豆漿調和，不但可以當做緩衝劑，也是很好的護膚嫩白劑。

另外，不易溶於水的精油，如：乳香（Frankincense）、安息香（Benzoin）、沒藥（Myrrh）、岩蘭草（Vetiver）等，這類精油含脂量高，具有很好的保濕效果，下水前須與基礎油混合後，再滴入水中，適合乾性皮膚使用。

✳ 全身浴

■做法：

1 以全身浴做芳療，泡澡水的高度應在肩膀左右，水溫以不超過37～39℃的溫水最適宜，這樣的水溫較能放鬆心情、鬆弛緊張的神經。

2 若水溫高於40℃浸泡時間一次不可超過10分鐘，或可採取反覆入浴法。

■**注意事項**：浸泡時間不宜過久，以20～30分鐘為宜。

■**用途**：舒緩情緒、消除肌肉疲勞。

✳ 半身浴

■做法：

1 以半身浴做芳療，泡澡水的高度只需到胸部以下，不超過心臟的位置。

2 半身浴的水溫可以比較高（41～43℃），在溫水中放入3～4滴精油，充分混合後，泡30～40分鐘。

■**注意事項**：做半身浴時，為避免上半身露出水面覺得冷，最好能將上半身的水分擦乾，並且覆蓋一條

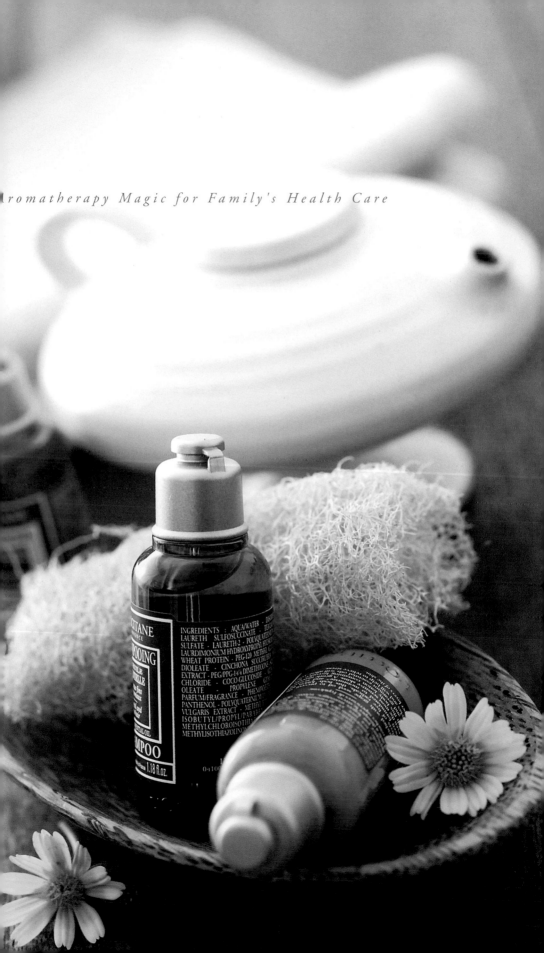

Aromatherapy Magic for Family's Health Care

毛巾在肩上避免著涼，浸泡時間以不超過50分鐘為宜。

■**用途**：可溫熱下半身、促進血液循環，這種模式不會造成心臟負擔，能夠促進腹部及生殖系統的循環與發汗。

＊坐浴

■**做法**：

1 坐浴法泡澡的高度只到腰部以下的位置。

2 在距離浴缸底部20公分的範圍內裝水，或用較大的洗臉盆裝水，滴入1～2滴精油，人坐在裡面，讓水泡到腰部為止。

■**注意事項**：水溫可視季節而定，以不燙手為原則。

■**用途**：

1 適用於生理期，可減緩經痛、使經血流出順暢；也可用於陰道搔癢或感染，具有止癢殺菌之功效。

2 痔瘡患者也可以用坐浴法，以舒緩痔瘡的不適感。

＊手浴

■**做法**：在大洗臉盆中，裝入熱水，滴入2～3滴精油，充分混合後，將兩隻手肘浸泡在裡面，大約浸泡5～10分鐘。

■**注意事項**：水溫可視季節而定，以不燙手為原則。

■**用途**：手浴法能夠促進末稍的血液循環，消除肩膀和手臂的痠痛與倦怠。此外，還能夠滋潤乾燥的雙手，對於富貴手的抗菌除霉也有不錯的功效。

＊足浴

■**做法**：

1 在浴缸或洗臉盆中裝水，高度到達腳踝為止，在水中滴1～2滴精油，充分混合後，把腳放入浸泡約10分鐘。

2 泡腳的時候，不妨從腳底到膝蓋，由下往上按摩，效果會更好。

■**注意事項**：水溫可視季節而定，以不燙腳為原則，唯獨糖尿病患或腳上已有傷口者，水溫以不超過40℃為限。

■**用途**：

1 足浴法雖然僅僅溫熱腳部，卻能促進全身的血液循環，讓身體頓時暖和起來，手腳冰冷者，或是月經期間不方便泡澡的人，不妨使用足浴法來暖身。

2 足部冷水浴則適用於消除腳部浮腫及腿部的靜脈曲張。

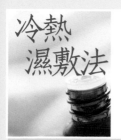

冷熱濕敷法

　　視個人症狀，加入適合的精油，然後將冷熱毛巾放在身上或臉上，藉由精油的滲透，達到想要的效果。

　　濕敷療法對於緩和局部肌肉、緊繃疲勞的筋骨，非常有效。在無法按摩的地方，或是眼部周遭皮膚較脆弱的地方，都可以利用這個方法，輕鬆進行，且具有速效性，是一種不分年齡、老少皆可充分享受的實用芳香療法。

✱ 熱敷

■**做法**：在洗臉盆中裝入熱水，將毛巾浸泡在水中，使浮在表面的精油油膜能夠充分吸收到毛巾裡，擰乾後，做局部熱濕敷。

■**注意事項**：使用熱敷法，為了避免被燙傷，最好抓著毛巾的兩端，擰乾毛巾。

■**用途**：

1 眼睛疲勞時，可以用洋甘菊精油進行濕敷療法。將毛巾浸泡在含有洋甘菊精油的溫水裡，擰乾後，蓋住兩眼，讓皮膚表面的血管擴張，精油的藥理成分較容易吸收。

2 下腹部的局部熱敷，可用來治療生理痛；毛巾敷在胸部或腹部，則能夠放鬆精神。此外，宿醉、畏寒、情緒低落的時候，都可以用熱敷法，以緩和不適症狀。

✱ 冷敷

■**做法**：

1 在臉盆中放入10～15℃的冷水，配合喜好與目的，滴入1～2滴精油，然後將乾淨的毛巾浸泡在水中，擰乾後，做局部冷濕敷。你也可以使用手帕、化妝棉來代替。

2 選擇具有緩和疼痛作用的薰衣草（Lavender）、洋甘菊（Chamomile）、絲柏（Cypress）、尤加利（Eucalyptus）、迷迭香（Rosemary）等精油為宜，或使用具有降溫作用的薄荷。

■**注意事項**：先了解病徵，適當選擇冷敷或熱敷。

■**用途**：

1 因日曬而導致肌膚發燙、運動過後產生的肌肉疲勞，或是輕微的撞傷、扭傷，都應先採取冷敷法，以減緩局部的腫脹發炎。

2 生活中若有任何發炎、發燒、局部腫脹，或是被蚊蟲叮咬，出現局部紅、腫、熱、痛、癢等症狀時，都可利用精油，配合冷敷法，以減少發炎回應，千萬不可使用熱敷或溫敷。

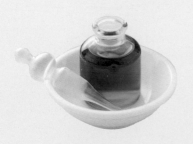

小心安全使用精油

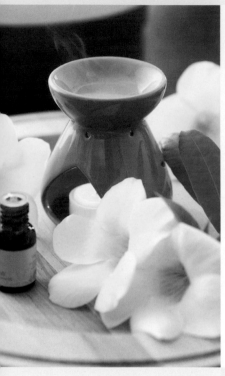

＊ 精油、基底油與晶露的保存

1 首先，請將你的精油及複方儲存在小孩拿不到的地方。

2 將精油、基底油及複方按摩油，置於黑暗、乾燥的地方，遠離熱源及太陽直射處。

3 柑橘類精油較其他精油轉化得更快，室溫下保存，應盡量在半年到1年內使用完畢。

4 晶露若不加入幾滴精油，平常最好置於5℃左右的冰箱內冷藏。

5 基底油開封後，請於6個月內使用完畢（最好能在瓶外貼上開封日期）。

6 混合了精油與基底油的按摩油（最好能在瓶外貼上完整的配方清單及調和日期），請於3個月內使用完畢。

7 在完成調油後，請在瓶外注明這瓶油是為誰調製及調配日期。

＊ 精油使用注意事項

■**用於皮膚時**

1 不要將純精油直接使用在皮膚上，除非在醫生所開的特殊病症處方中提及這種用法。

2 小孩的皮膚十分敏感，如果想嘗試不曾使用的精油或混合劑時，應先在手臂內側的皮膚上，塗抹一小塊，並停留12小時，做為敏感測試。

3 若不小心將純精油濺到小孩身上，可直接用肥皂和溫水清洗。

■**日曬前的禁忌**

　　日曬前，應避免使用下列精油所調製的按摩油，按摩皮膚，因為它們其中的成分可能會使皮膚對於紫外線更為敏感。如：歐白芷（Angelica）、芫荽（Coriander）、佛手柑（Bergamot）、檸檬（Lemon）、萊姆（Lime）、桔

How to use Essential Oil

（Mandarin）、甜橙（Orange）。

■ **避開眼睛等敏感部位**

1 無論是純精油或是已稀釋過的按摩油，使用時都要小心，避免沾到眼睛（尤其是眼部按摩，或是晶露濕敷法）。

2 當眼睛不慎沾到精油時，不論是純精油或是稀釋過的精油，請立即使用大量生理食鹽水沖洗，並閉上眼睛休息一下，若沖水後仍有刺痛感，應尋求醫師的協助。

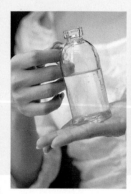
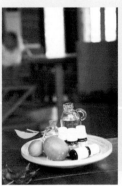
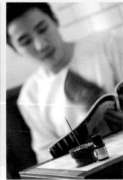
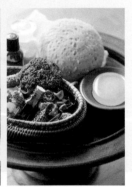

✱ 特殊症狀的禁忌

■ **癲癇症**：有癲癇症的孩童及大人，請勿使用以下較具中樞神經刺激性的精油：樟樹（Camphor）、牛膝草（Hyssop）、迷迭香（Rosemary）、鼠尾草（Sage）、茴香（Fennel）。

　　具有鎮靜舒緩功效的精油則適合癲癇症孩童使用，如：羅馬洋甘菊（R. Chamomile）、天竺葵（Geranium）、茉莉（Jasmine）、薰衣草（Lavender）、橙花（Neroli）、苦橙葉（Petitgrain）、玫瑰（Rose）等。

■ **蠶豆症（G6PD缺乏症）**：有蠶豆症的孩童，不可接觸含有樟腦的物質及黃胺類的藥物，也不可以吃蠶豆，以免產生溶血。因此，在選購精油時，要特別注意，應避免使用含有樟腦、龍腦成分較多的精油，如：芳樟葉（Ho leaf）、樟樹（Camphor）、肉桂（Cinnamon）、香茅（Citronella）、羅勒（Basil）、醒目薰衣草（Lavendin）、馬鬱蘭（Marjoram）、松針（Pine needle）、迷迭香

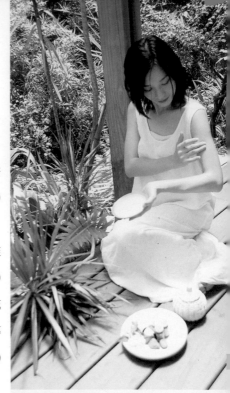

（Rosemary）、鼠尾草（Sage）、百里香（Thyme）、丁香（Clove）、馬鞭草（Verbena）等。

除上述精油外，其餘都是安全的，建議盡量選擇甜橙（Orange）、葡萄柚（Grapefruit）等果類，羅馬洋甘菊（R. Chamomile）、橙花（Neroli）、茉莉（Jasmine）、玫瑰（Rose）等花類或乳香（Frankincense）、沒藥（Myrrh）等樹脂類的精油來使用。

■**高血壓：**平常血壓高於140/90mmhg.以上的患者，以及有服用降壓藥的患者，在精油使用上，嚴禁一些幫助血管收縮、具有升壓效果的精油，如：迷迭香（Rosemary）、鼠尾草（Sage）、肉豆蔻（Nutmeg）。建議使用對血壓有降低及平穩作用的薰衣草（Lavender）、馬鬱蘭（Marjoram）。

■**肝功能障礙、肝硬化：**有肝功能障礙及肝損傷者，最忌諱會沈積於肝臟內，造成肝負擔的精油，如：龍艾（Tarragon）、樟樹（Camphor）；基底油的琉璃苣油（Borage oil）也不可經常使用。此外，脂含量較高的精油也不宜，如：安息香（Benzoin）、沒藥（Myrrh）、乳香（Frankincense）。

■**腎炎、慢性腎衰竭：**有腎功能障礙、腎臟病患者，最忌諱利尿性較強的精油，如：杜松莓（Juniper Berry）、葡萄柚（Grapefruit）、茴香（Fennel）、歐芹（Parsley）、天竺葵（Geranium）。

■**孕婦：**懷孕期間，根據不同時期，對精油的需求也不同。原則上，為避免精油代謝不良而影響到胎兒，一般使用精油的劑量須減半。若為擴香，也以每天不超過6滴的精油為限，且以橙橘類的精油如：甜橙（Orange）、檸檬（Lemon）、葡萄柚（Grapefruit）、佛手柑（Bergamot）等最安全。

■**幼童：**只有在健康需要的時候，才在孩童身上使用精油。3歲以下幼童，若用於皮膚按摩，最好只使用基底油，不加其他任何精油。

精油除了可以幫助幼童對抗病毒、殺菌防蟲外，還可用於房間的擴香和薰香，但每日用量不超過6滴，室內面積則需10坪以上。

Shiatsu massage
精油按摩穴位圖

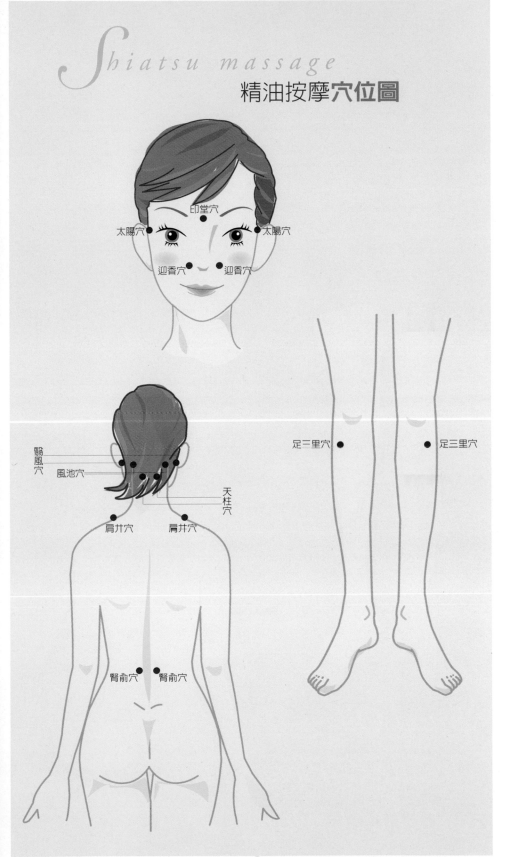

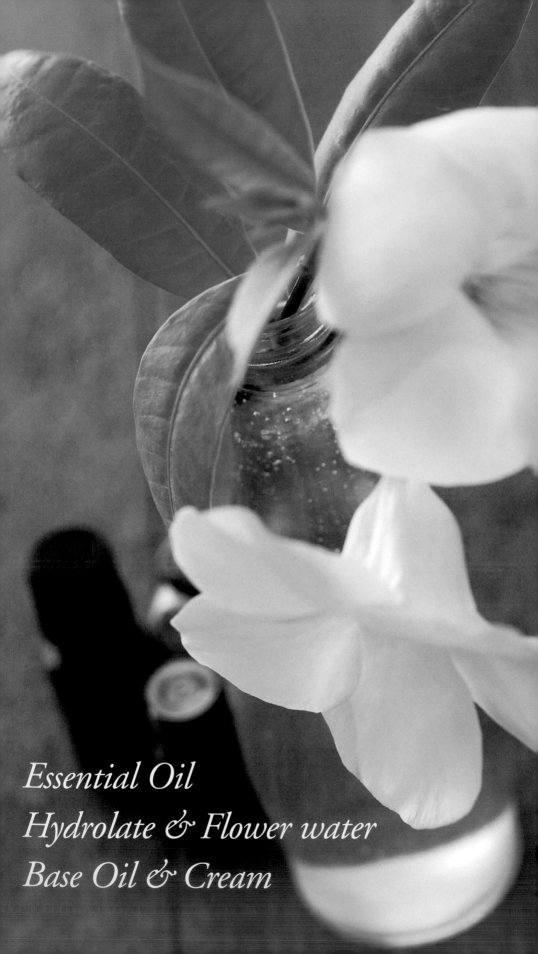

Essential Oil
Hydrolate & Flower water
Base Oil & Cream

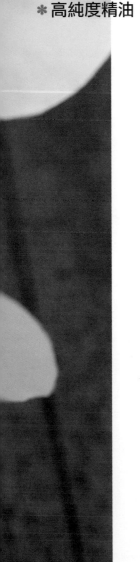

30個優質芳香家族

＊高純度精油 ＊親膚性晶露 ＊高功能性基底油與乳霜

◎**類別** 提振，涼快。

◎**取材** 草全株。

◎**精油顏色** 透明。

◎**味道** 令人清爽涼快，心神為之一振。

◎**拉丁學名** Mentha piperita。

◎**適合對象** 大人小孩皆宜。

◎**推薦產地** 各產地。

◎**保存期限** 1年。

◎**禁忌** 避免高濃度使用。

早就
為人熟知
的香草植物，
同時
具有身心多元
的
協助效果。

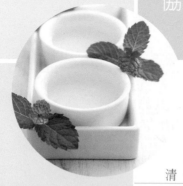

清·涼·有·勁

高純度精油 *Essential Oil*

薄 荷

Peppermint

「清清涼涼、戰勝豔陽」，薄荷總給人清涼、暢快的感覺，它的氣味具有涼中帶辛的穿透力，給人很直接的清涼感受，具有提神醒腦，集中注意力，並能化解心頭鬱悶的作用。

薄荷雖具有清涼效果，但在藥草類的屬性分類上，卻是屬辛香類，並不屬寒涼類。因為薄荷的特性是：「熱時清涼，冷時暖身」，它能刺激身體循環系統、內分泌系統的反射，同時可抑制發燒、促進排汗，因此，發燒中暑時，可以提供身體最好的散熱協助。但是，如有發冷、畏寒症狀時，不可使用。

此外，薄荷對於呼吸系統、消化系統、內分泌系統，都有很好的作用。所以，不管是使口氣芬芳的口香糖、清潔牙齒的牙膏，抑是塗抹用的藥膏，都少不了薄荷，薄荷可說是用途最廣、知名度頗高的香草。

Tips

薄荷
運用
小妙方

※洗頭時，將適量洗髮精倒在手中，加入2滴薄荷精油，混合後用來洗髮。除了可提供清涼感覺外，薄荷的藥性還能夠解決頭皮屑的問題，並能清除堆積在頭皮毛孔的毒素，進而改善油性頭皮及緩解頭痛症狀。

※當有鼻塞、喉嚨痛、頭痛等感冒症狀時，可以利用蒸氣吸入法來治療。其做法是：將薄荷精油3滴、薰衣草精油1滴，滴入盛滿熱水的臉盆中，將臉靠近，吸入含有精油的熱蒸氣即可。

※炎炎夏日，可將薄荷精油滴在濕毛巾上，用來敷脖子或擦臉，可以有效的緩解熱中暑，並有提神醒腦的功效，很適合K書中的考生或開冗長會議的上班族。

早就為人熟知的香草植物，同時具有身心多元的協助效果。

Peppermint

◎**類別** 激勵，抗菌。

◎**取材** 花苞。

◎**精油顏色** 透明偏黃。

◎**味道** 清新的花草香。

◎**拉丁學名** Lavendula angustifolia/
officinalis。

◎**適合對象** 大人小孩皆宜。

◎**推薦產地** 普羅旺斯、澳洲。

◎**保存期限** 1～2年。

◎**禁忌** 懷孕初期可稀釋後使用。

在精油
與芳香療法
享有
不可忽視的地位
與實用性，
也是每個人
必備的
基本精油。

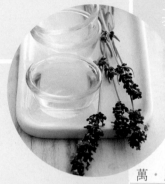

萬・用・精・油・之・王

高純度精油 *Essential Oil*

薰衣草
Lavender

薰衣草主要有5種族群與28種品種，每種品種的功效及出油量各異，但只要是萃取自花苞部位的薰衣草，基本上，都具有清新的草香與香甜的花香，令人聞之舒暢。

薰衣草可以說是最實用、最普及、功效也最多元的精油。不管是用於身體的保健、居家的抗菌，或是心靈方面的助眠、降壓、對抗煩躁，薰衣草都是最平民化、安全性也最高的精油。

對於自律神經失調、失眠患者，薰衣草具有相當好的平靜與舒緩的功能，它不像一般安眠類精油，即使在白天或工作時使用，也不會有任何不好的影響，甚至能夠鎮靜與穩定工作情緒，對於脾氣暴躁或情緒不穩的人來說，有很好的安撫效果。

此外，薰衣草還具有活化細胞的特性，故在止痛，消炎、癒疤方面，有相當驚人的療效，它也是少數可以不需稀釋、直接使用的精油，因此成為居家常備的萬用精油。

Tips

薰衣草
**運用
小妙方**

＊將薰衣草4滴，滴於枕頭套上，有安撫助眠的功效，也可搭配馬鬱蘭一起使用。

＊當你因過於緊張或壓力太大，而產生頭痛，可用薰衣草3滴，滴在毛巾上，敷於額頭，可舒緩頭痛症狀。

＊下班後，想抒解一下緊繃的情緒，不妨用4～5滴的薰衣草，以盆浴的方式，來鬆弛神經，並有護膚去疤的功效。

＊將薰衣草與無香精洗髮精或沐浴乳調和，還可做為身體清潔抗菌、收斂油性皮膚的基礎保養。

在精油與芳香療法享有不可忽視的地位與實用性，也是每個人必備的基本精油。

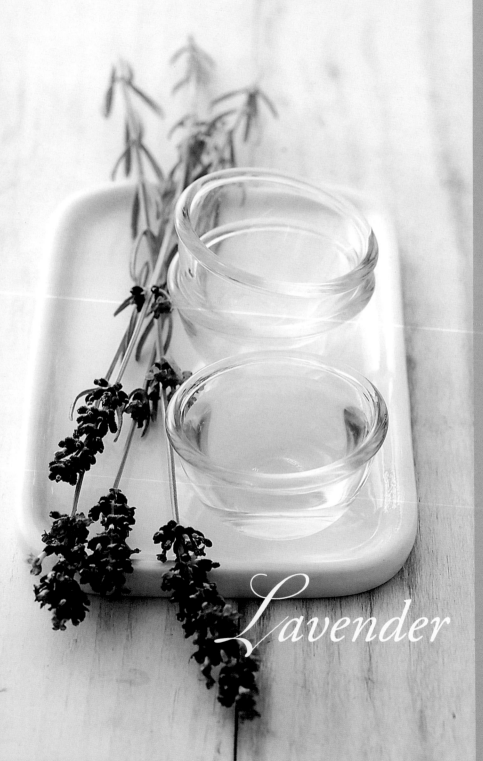

Lavender

◎類別 止癢、抗炎。
◎取材 葉子。
◎精油顏色 黃棕色。
◎味道 帶點泥土般的土根味。
◎拉丁學名 Pogostemon cablin。
◎適合對象 大人小孩皆宜。
◎推薦產地 印尼。
◎保存期限 1～2年。
◎禁忌 無。

這是一種
歷史悠久的東方
香味，
更神奇的是，
香味會越陳越香，
不過高濃度
反而太過刺激，
無法
聞出它的味道。

皮·膚·外·傷·的·萬·用·精·油

高純度精油 *Essential Oil*

廣藿香
Patchouli

廣藿香運用小妙方

Tips

※被蚊蟲咬傷時，在紅腫的部位，直接塗抹100%的廣藿香，可以立即消腫止癢。

※將廣藿香與絲柏混合，調入適當比例的基底油，塗抹於易出汗的腋下及腳底，可以抑制汗臭及排汗量。

廣藿香醇濃甘苦的土質味中，透著印尼、馬來半島一帶的熱情與異國情調。在精油的領域裡，廣藿香從未以香味取勝，但因氣味濃烈持久，與其他精油調和後，可中和甜味，也適合用在香水中定香。

除此之外，在芳療上，它最為人津津樂道的是在皮膚上的用途。因為，廣藿香中的廣藿香烯架構，與洋甘菊中藍烴（Azulene）的架構非常類似，故同樣也具有抗組織胺及抗發炎的效果，對於皮膚過敏、蚊蟲咬傷、刀傷潰瘍的傷口，都具止癢、抗發炎的作用，而且，廣藿香對皮膚不具刺激性，即使是幼兒使用也很安全。

廣藿香是印尼、馬來西亞、印度常見的草本灌木，原產自印尼、中國，現今印尼的產量與品性仍是世界之冠，中國也有少量出產，但大多運用在中藥材上，在中醫學上的功能以健胃整腸為主。

廣藿香精油蒸餾自該草本灌木的葉子與嫩芽，精油呈現黃棕色，早期有些廣藿香精油呈現紅棕色，這是因為盛裝的容器含有鋁，與精油接觸，造成氧化，使得精油呈現較深的紅棕色。

這是一種歷史悠久的東方香味，更神奇的是，香味會越陳越香，
不過高濃度反而太過刺激，無法聞出它的味道。

Patchouli

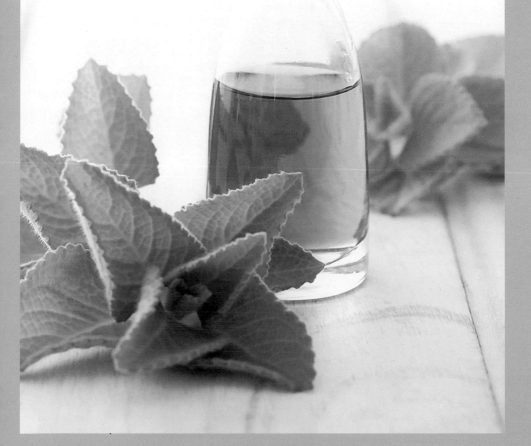

◎ **類別** 鎮定、抗菌。
◎ **取材** 花及枝葉。
◎ **精油顏色** 透明。
◎ **味道** 辛辣透徹，
　略有胡椒般的堅果味。
◎ **拉丁學名** Origanum majorana。
◎ **適合對象** 一般成年女性。
◎ **推薦產地** 西班牙。
◎ **保存期限** 1～2年。
◎ **禁忌** 低血壓及嗜睡者避免使用。

清新中帶有溫暖
而具穿透性的味道，
對女性
及荷爾蒙失調者
有相當的療效，
有些人
不喜歡它的味道，
可用
其他的香草來搭配。

排·除·胸·中·鬱·悶

高純度精油 *Essential Oil*

馬鬱蘭
Marjoram

馬鬱蘭是一種頂端開著白色小花的唇形科植物，原本生長在地中海沿岸，是歐洲相當普遍的草本植物。由於它清新中帶有乾淨透徹的辛味，給人有種消毒藥劑的感覺，對於剛接觸精油者而言，馬鬱蘭的氣味並不討好。

馬鬱蘭精油呈現透明清澈狀，是很好的呼吸道抗菌劑與去痰劑，適用於上呼吸道感染、咳嗽帶痰、喉嚨痛等症狀。

高劑量的馬鬱蘭具有鎮定與抑制中樞神經的作用，可幫助睡眠及對抗焦慮，但也會使人出現感覺遲緩的現象，因此應少量使用，或是搭配薰衣草精油一起使用。

馬鬱蘭溫暖、辛辣的特性，可用於女性下腹部的按摩，不但可以活絡子宮、促進卵巢血液循環，還具有暖身、祛寒的作用，同時也適用於下背痛的按摩。此外，由於馬鬱蘭的氣味具有抑制性慾的作用，可用於男性禁慾時期。

Tips

馬鬱蘭
運用
小妙方

＊當出現失眠、焦躁不安的情形時，可在睡前，於枕頭兩邊，滴上3滴薰衣草精油、1滴馬鬱蘭精油。

＊感冒喉嚨痛時，可在口罩外，滴上1滴馬鬱蘭精油、1滴絲柏精油；如果使用擴香器，則一次10滴，持續擴散在空氣中，並藉由吸入法，減輕喉頭疼痛的症狀。

＊當咳嗽有痰時，將馬鬱蘭精油2滴加葡萄籽油2ml，於頸部及下顎淋巴結部位至鎖骨下方及胸前按摩。

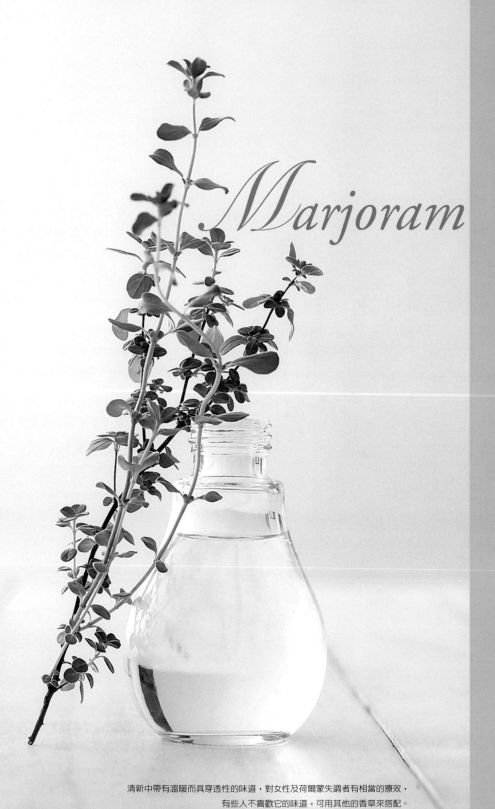

Marjoram

清新中帶有溫暖而具穿透性的味道，對女性及荷爾蒙失調者有相當的療效，
有些人不喜歡它的味道，可用其他的香草來搭配。

◎**類別** 放鬆、紓解。

◎**取材** 樹葉、樹枝，
以及綠色小果實。

◎**精油顏色** 土黃色略帶綠。

◎**味道** 濃濃的橙味中
帶有酥麻的苦味。

◎**拉丁學名** Citrus Aurantium。

◎**適合對象** 大人小孩皆宜。

◎**推薦產地** 義大利、巴拉圭。

◎**保存期限** 1年以上。

◎**禁忌** 避免以高濃度直接接觸皮膚。

苦橙葉
同時表現果味，
花味，
木味的特質，
在舒眠減壓方面，
是相當知名
的香草，
另外，也是香水業
重要的香料來源。

介於橙花與佛手柑之間的苦橙葉，雖然萃取自同株植物，但只取樹葉部分，因此，它比橙花少了點濃郁的花香，多了點薄薄的苦澀味；它雖然沒有佛手柑酸甜的果肉感，卻多了沈沈的葉香。

苦橙葉可以幫助神經系統，紓解緊繃的神經與忙碌疲憊的心靈，使身體保持活力的同時，也能得到適當的休息。對於因緊張而導致的不適症狀，如：消化不良、肌肉痙攣、頭痛等，也具有減輕或安撫的作用。

苦橙葉的主要產地為巴拉圭（或從巴西出口），但義大利南部生產的品性較佳，兩者差別在於，義大利所產的苦橙葉「苦味」更強，直逼橙花，所以減壓效果更好，當然價格也是中南美所產的數倍。

舒·壓·與·深·度·放·鬆

高純度精油 *Essential Oil*

苦橙葉
Petitgrain

Tips

苦橙葉
運用
小妙方

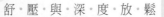

＊忙碌了一天，再也沒有比來一個苦橙葉精油浴（5滴即可）更好的減壓方法。對於長期的憂鬱症患者，建議可以用苦橙葉精油3滴，加迷迭香精油2滴，做為早上沐浴時的配方，它能帶給你一個光明而開朗的開始。

＊如果你有面皰、青春痘等問題皮膚的煩惱，不妨用苦橙葉2滴、杜松莓1滴，加上薰衣草2滴，與葡萄籽油5ml調和後，塗抹於患部。

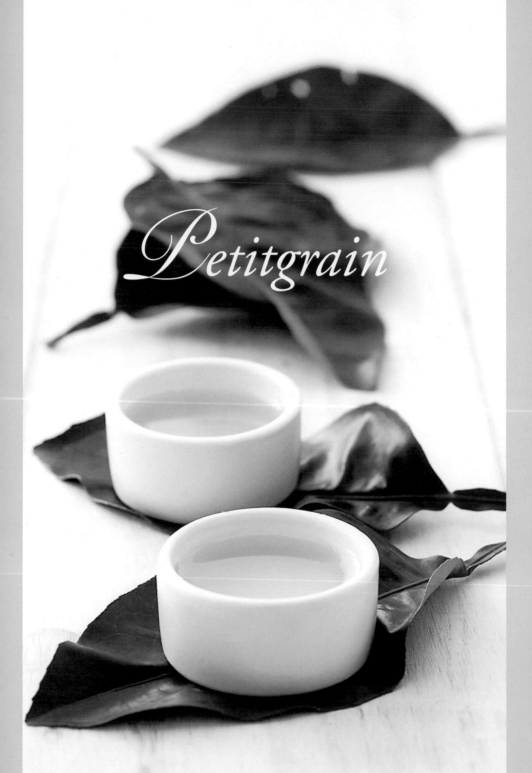

Petitgrain

苦橙葉同時表現果味，花味，木味的特質，在舒眠減壓方面，是相當知名的香草，另外，也是香水業重要的香料來源。

◎**類別** 激勵，抗菌。
◎**取材** 葉子。
◎**精油顏色** 透明。
◎**味道** 帶有辛辣穿透性的藥草味。
◎**拉丁學名** Melaleuca alternifolia。
◎**適合對象** 大人小孩皆宜。
◎**推薦產地** 澳洲。
◎**保存期限** 1～2年。
◎**禁忌** 無。

與綠花白千層、尤加利同屬於桃金孃科，但茶樹最先被人廣泛應用，是一個歷史悠久、殺菌抗病毒的天然素材，由於也來自澳洲，所以被列為澳洲三寶之一。

殺·菌、抗·病·毒

高純度精油 *Essential Oil*

茶樹
Ti tree

茶樹原生於澳洲，因其抗菌、抗病毒的功效聞名，自古即稱為「Ti tree」，因為與我們喝的茶「Tea」同音，故中文翻譯成茶樹，甚至乾脆稱之為「Tea tree」，但實際上，茶樹與我們喝的茶，是兩種既不同屬，也不同科，差別極大的植物，所以千萬不要搞錯了。

茶樹是生長在潮濕地帶的矮小灌木，葉子細小，沒有人會將它當做茶葉來飲用。不過，其清新的味道、消毒的能力、增進免疫系統的功效，再加上價格便宜，應用範圍廣泛，使得茶樹更具有生活保健的功能。

茶樹雖無迷人香味，但是它卻具有轉換正面情緒、撫慰受創心靈的作用，在第二次世界大戰時，還曾被拿來當做急救傷患的藥品。

Tips

茶樹
運用
小妙方

※將茶樹、尤加利、檸檬香茅精油，共10～20滴，加入半桶水中，可做為居家拖地、擦桌子的清潔抗菌用水，既防蟲又抗菌。

※對於刀傷、挫傷，或是香港腳等的皮膚病，可將茶樹與水稀釋後，用來清潔傷口。

※喉嚨痛或牙齦感染，可將茶樹3滴、薄荷1滴，加入200ml的水中，用來漱口，具有殺菌、消炎的作用。

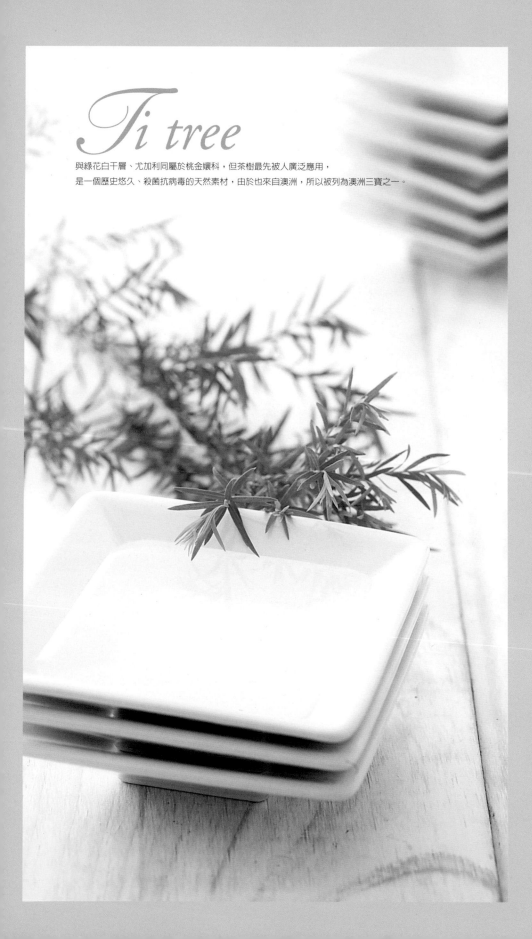

Ti tree

與綠花白千層、尤加利同屬於桃金孃科，但茶樹最先被人廣泛應用，
是一個歷史悠久、殺菌抗病毒的天然素材，由於也來自澳洲，所以被列為澳洲三寶之一。

◎類別 乾淨的芬多精。
◎取材 松樹毬果。
◎精油顏色 透明。
◎味道 雨後森林中所散發的樹梢氣味。
◎拉丁學名 Pinus sylvestris。
◎適合對象 大人小孩皆宜。
◎推薦產地 中國、北歐。
◎保存期限 2年。
◎禁忌 避免高濃度使用。

松樹能提供
不同於柏類
（絲柏，扁柏）
的另一種
針葉木氣味，
給人一種更清新、
透徹的
洗滌感受。

殺·菌·除·臭·的·好·幫·手

高純度精油 *Essential Oil*

松 針
Pine needle

松針精油具有強烈而清新的針葉林味，彷彿漫步在雨後森林裡，呼吸著由樹梢散發出來的清新舒暢的木味，令人神清氣爽，身心有如受到洗滌般的暢快感，是一種最能營造室內森林浴的精油。

松針精油的種類相當多，這些松木大都生長在零下30～40℃左右的區域，不管是產於北美、西歐、北歐，或是俄羅斯的松木，都可以提煉精油，品質則以生長緯度越高的松樹越優。

松木的針葉、嫩枝及毬果都可提煉精油，而毬果部位的精油氣味較為香甜，但需要成熟的松木，經過2年以上的時間才可結出毬果，所以取得不易。

松針精油主要用在紓解呼吸道的不適，及肺部、支氣管的感染。松針清澈強烈的氣味，不但能清除呼吸道中的黏稠分泌物，也可用於室內，改善污濁的空氣，降低空氣中飛沫傳染的機率及塵蟎的產生。

Tips

松針
運用
小妙方

※當有感冒喉嚨痛及鼻塞等症狀時，可將10滴松針精油、2滴薄荷精油，滴在盛滿熱水的臉盆中，藉由熱蒸氣吸入法，減緩不適感，同時也能幫助病毒的排出。

※婦女朋友若有分泌物過多的問題，可將4～5滴松針精油加入浴缸或臉盆中，以泡澡或坐浴的方式來改善，同時也能有效預防陰道及尿道的感染。

※此外，松針精油用於關節按摩，則可刺激局部循環，紓解風濕痠痛及坐骨神經痛。

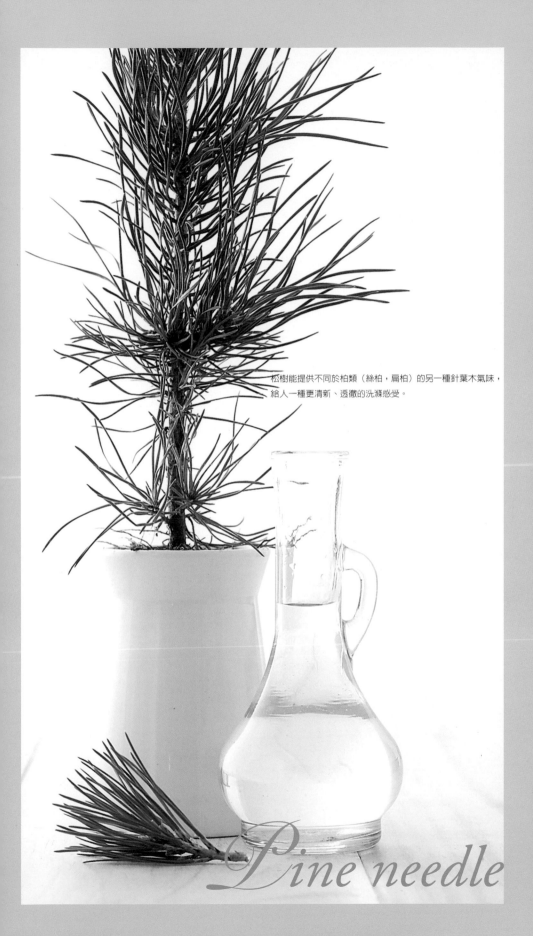

松樹能提供不同於柏類（絲柏，扁柏）的另一種針葉木氣味，
給人一種更清新、透徹的洗滌感受。

Pine needle

◎類別 深沈，鎮定，開運。

◎取材 草根。

◎精油顏色 土黃色。

◎味道 厚實的土木香
帶有一絲絲的青苔味。

◎拉丁學名 Andropogon muricatus。

◎適合對象 皆可適用。

◎推薦產地 東南亞一帶。

◎保存期限 越陳越香。

◎禁忌 無。

相當有個性的精油，雖是取材自草，卻有深厚的後勁與變化，也是屬於越陳越香的精油。

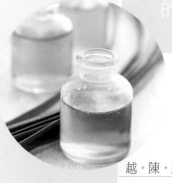

越‧陳‧越‧香‧越‧夠‧勁

高純度精油 Essential Oil

岩蘭草
Vetiver

濕黏的草根味中帶有沈鬱的甜味，是許多人對岩蘭草的第一印象。雖然岩蘭草在植物分科中，與檸檬香茅等香草是「遠親」，但是它卻沒有一般香草植物的普遍特性，相反的，它有著樹脂類濃稠厚重、越陳越香的特性。

雖然有些人不能接受岩蘭草的「土味」，但經過空氣擴散後，反而能展現其獨特的香甜氣味，也就是說，岩蘭草的香味需經擴散後，才能讓人感受其味道的深度。

這個原產自印度，稱為「Khas-khas」的岩蘭草，有「鎮定之油」之稱，具有鎮定緩抑的效果。但與所謂「鎮定劑」不同的地方在於，它不會蠻橫的鎮壓你的神經，來達到鎮定效果；相反的，它能讓你心情平和、情緒平穩，同時也會增強紅血球的帶氧能力，強化內分泌系統，讓你面對強大壓力下，仍能以平靜的心情及最佳的體能狀態來面對。例如：當你準備上台，展開一場重要的演講時，這時，岩蘭草是幫助你對付緊張與壓力的最佳選擇。

Tips

岩蘭草運用小妙方

※根據西方的芳療研究認為，岩蘭草能夠強化個人氣場與能量，故被視為開運招財之精油。因此，在居家觀賞用的流動水池、隨身木瓶或飾品中，滴入3～5滴岩蘭草精油，可以提供居家環境的氣場能量，也能為你帶來好運氣。

※岩蘭草是極佳的定香劑，許多展現高貴氣質的香水都喜歡加入岩蘭草，因為它能增加香味的深度，同時也有東方禪定與氣場能量的效果。適合與岩蘭草搭配的精油有檀香、薰衣草、廣藿香，或是適量的佛手柑。

※當情緒失調、失眠時，可將岩蘭草塗抹於耳後，並按摩翳風穴及兩眉之間的印堂穴（見P.23），具有助眠與舒壓的作用。另外，岩蘭草也能改善因情緒所引起的性功能障礙。

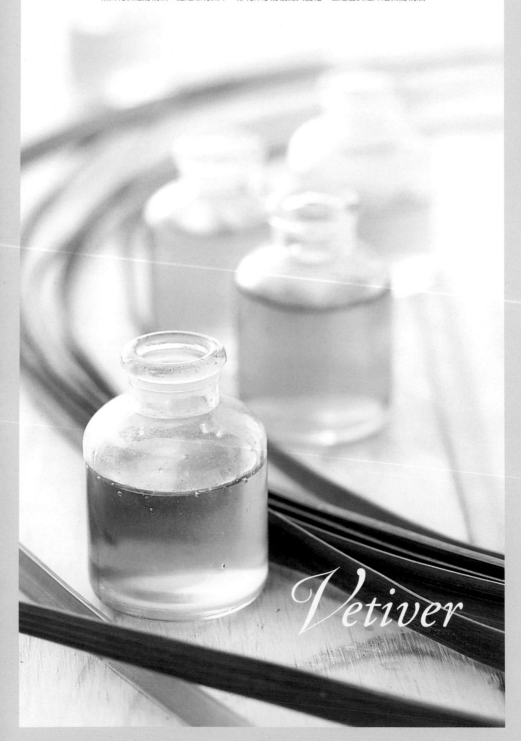

相當有個性的精油，雖是取材自草，卻有深厚的後勁與變化，也是屬於越陳越香的精油。

Vetiver

◎**類別** 味辛,性溫。

◎**取材** 種籽。

◎**精油顏色** 淡黃色。

◎**味道** 強勁溫和的香料氣味。

◎**拉丁學名** Eugenia caryophyllata。

◎**適合對象** 敏感性肌膚不適用。

◎**推薦產地** 印度。

◎**保存期限** 2年。

◎**禁忌** 勿直接接觸皮膚及黏膜。

◎**使用時注意事項** 不可用丁香直接
泡澡,若要使用盆浴或足浴時,須與
奶精(奶油球)混合後,滴入水中,
以免過度刺激。

對牙周病、
牙痛
有止痛消炎
的作用,
並有
助於振奮精神、
強化
記憶力。

口・腔・的・抗・菌・高・手

高純度精油 *Essential Oil*

丁 香

Clove

丁香具有穿透力的辛香味,
讓人有如置身在牙醫診所裡,
雖然這樣的聯想拉遠了人們與
丁香的距離,但也證明了丁香
的殺菌能力廣受醫學界的信
賴。

丁香雖不以香味討好,但其
辛辣的氣味能抑制細菌及微生
物的滋長,具有抗菌的效果。
將丁香稀釋後,對於人體黏膜
組織更不具刺激性,故可安心
用於口腔治療中,並能減輕上
呼吸道感染的症狀。

丁香原產於印尼摩鹿谷群
島,當絲路開啟時,丁香就已
傳遍中國、希臘及羅馬,當時
歐亞地區的人們早已發現,丁
香除了香料上的用途外,更具
有醫療價值,故而廣泛運用在
各種醫療消毒劑及淨化空氣等
方面。

由於丁香具有淨化空氣的作
用,因此可以利用擴香器,藉
由呼吸來增加身體的抗菌能
力。此外,丁香對於情緒也有
正面的激勵作用,可舒緩因情
緒鬱結而產生的不快或胸悶
感。

Tips

丁香
運用
小妙方

＊丁香運用的範圍相當廣泛,當你胃部因發酵,產生
噁逆、反胃與口氣不佳時,可以利用丁香來促進排
氣,減緩腹部疼痛與腸胃不適等症狀。丁香所調製
的按摩油,則可塗抹於太陽穴(見P.23)上,以減輕
陣陣發脹的頭痛。

＊將3滴丁香精油加入200ml的水中,用來漱口,可消除口腔異味,預防
蛀牙及牙齦炎。

＊感冒的時候,使用百里香、薰衣草、丁香、茶樹精油各1滴,用熱蒸氣
吸入法,可減緩不適之症狀;你也可以將百里香、尤加利、胡椒薄荷、
丁香等,滴在手帕或面紙上,然後靠近鼻子深呼吸,可舒緩感冒所帶來
的不適。

對牙周病、牙痛有止痛消炎的作用，並有助於振奮精神、強化記憶力。 *Clove*

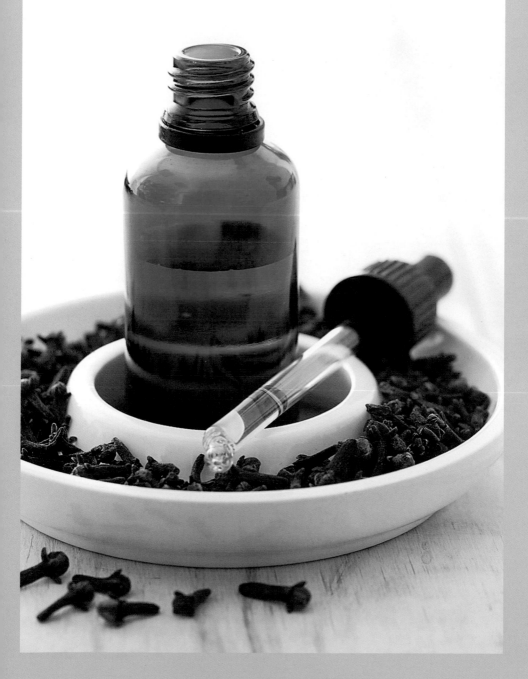

◎類別 辛香、穿透。

◎取材 種籽。

◎精油顏色 黃色。

◎味道 略帶甘草甜味及香料味。

◎拉丁學名 Foeniculum vulgare。

◎適合對象 大人小孩皆宜。

◎推薦產地 印度。

◎保存期限 2年。

◎禁忌 避免高濃度直接接觸皮膚黏膜。

◎使用時的注意事項 應避免將純的茴香精油直接接觸皮膚，或用於有傷口的皮膚上。泡澡時，最好將茴香先與奶精或乳液等混和後，再滴入浴缸中泡澡。

暖胃、助消化，並有刺激乳腺發育、增加泌乳激素的分泌，故可用在豐胸上。

茴香醇厚的甘草味，可撫慰疲憊的心靈，喚醒活力與勇氣，適合容易情緒困頓的人使用。

茴香原生於歐洲南方，尤以地中海一帶最多。中國人、印度人與埃及人從很早以前就開始將茴香當做調味料與藥品使用，並一致認為，茴香具有促進泌乳的功效（此點至今仍深受肯定）。

羅馬人利用茴香幫助消化的特性，在飯後甜點中加入茴香籽；印度人在飯後，會上茴香等多樣種籽類點心，至今仍是如此；希臘人則認為，茴香是一種減肥藥草。

茴香用於胸部按摩，能刺激乳腺分泌泌乳激素，有助於乳房的發育；對於產後婦女也有通乳、幫助哺育的作用，同時還可調節性荷爾蒙的分泌，有助於生殖器官的活絡。

對於消化不良、胃腸冷痛，可以將茴香塗抹於肚臍周圍，以按摩方式來緩解；下腹部的按摩則有助於減緩經前的不適症狀。

濃·醇·甘·草·香·直·達·你·心·房

高純度精油 *Essential Oil*

茴 香

Fennel

Tips

茴香
運用
小妙方

＊基底油5ml、茴香5滴，按摩腹部，可紓解消化不良、胃脹氣等不適症狀。

＊在杯中滴入茴香2～3滴，用來漱口，可預防感冒時，或有感冒前兆時的扁桃腺發炎。

＊想要美化胸形，可將茉莉(20%)10滴、茴香5滴、依蘭2滴，加上荷荷芭油10ml，混合後，用來按摩胸部。

Fennel

暖胃、助消化，並有刺激乳腺發育、增加泌乳激素的分泌，故可用在豐胸上。

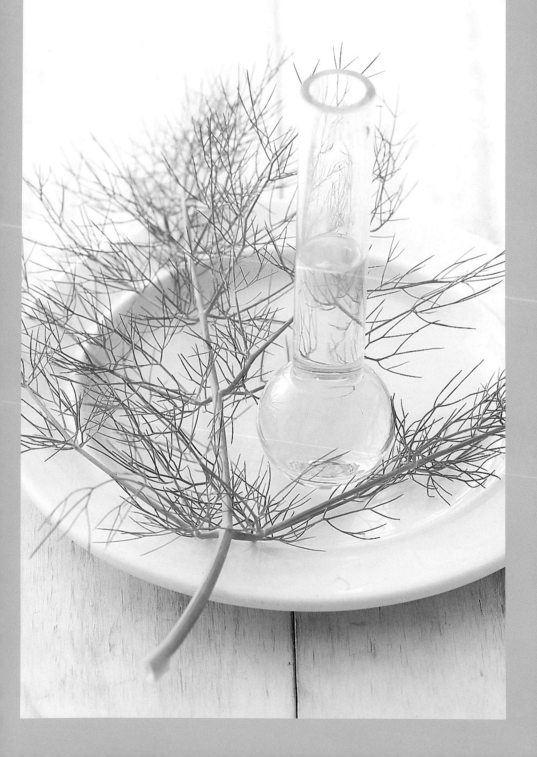

◎**類別** 香料味帶穿透力。

◎**取材** 根部。

◎**精油顏色** 深黃至棕色。

◎**味道** 有薑的香味但無辣感，氣味持久。

◎**拉丁學名** Zingiber officinale。

◎**適合對象** 非敏感性肌膚皆可。

◎**推薦產地** 中國。

◎**保存期限** 2年。

◎**禁忌** 避免高濃度按摩。

能促進發汗，對消化系統、呼吸系統與虛冷體質者有相當的助益。

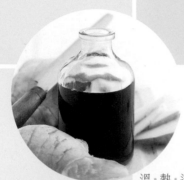

溫·熱·透·骨，驅·風·散·寒

高純度精油 *Essential Oil*

薑
Ginger

薑辛辣、具穿透力的溫熱香氣，具有激勵身心的作用，光聞就讓人暖意上心頭。當情緒低落、缺乏活力、冷漠的時候，薑的氣味能夠穿透鼻腔，溫暖低落的情緒。當你工作讀書、精神疲倦時，也可用薑來增強記憶。

薑是一種有結節的塊莖植物，也是我們所熟知的熱性調味料，原產於亞洲一帶，包括印度、中國、日本、馬來西亞、昆士蘭、佛羅里達等，是最早由東方傳到西方的香料之一，其中，印度與中國的薑較具有藥理特性，並廣泛用於料理與食補上。

薑精油來自冷壓磨法，有薑的香味，但是一點也不刺激、辛辣，氣味持久，用來按摩推拿時，更能體會其綿綿不絕的能量，是一種具有全方位活血行氣作用的精油。

此外，薑對於反胃、頭痛、暈車、暈機所引起的不適，具有紓解的效果；對於關節、肌肉痠痛、風濕痛、抽筋、扭傷與下背疼痛，也有很好的止痛作用。

Tips

薑
運用
小妙方

＊薑具有刺激皮膚表面的溫熱效應，甚至可滲透至筋骨、關節，可預防關節僵硬痠冷。

＊用於洗髮或頭皮按摩，可刺激頭皮毛囊的活化，促進頭髮生長與預防禿髮。

＊將薑精油塗抹肚臍周圍，加以按摩，可幫助消化，改善腸胃脹氣或虛冷。對於腹瀉，則有緩解的作用；對於胃寒者，有活血行氣的作用。

＊冬天腳冰冷，可用薑、天竺葵各2滴，放入水桶中，浸泡足部至小腿高度，可用來改善末稍循環障礙。

能促進發汗，對消化系統、呼吸系統與虛冷體質者有相當的助益。

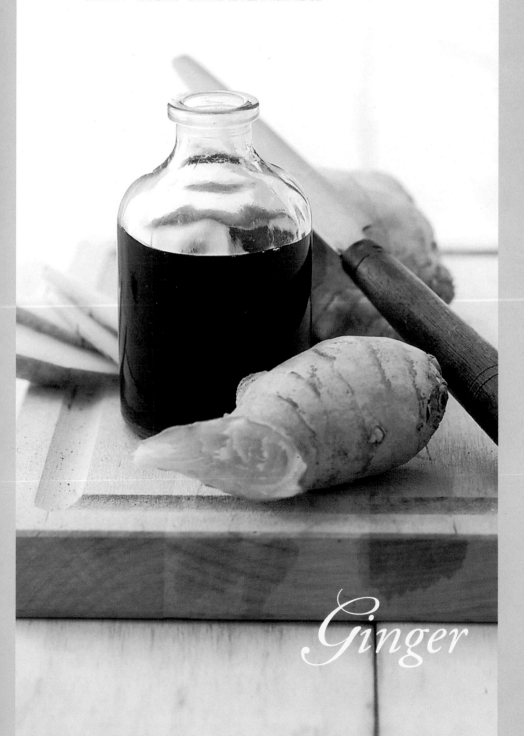

Ginger

◎類別 舒緩、安定。
◎取材 樹脂。
◎精油顏色 黏稠的紅棕色。
◎味道 略帶甘草甜味及沈沈的燻木味。
◎拉丁學名 Commiphora myrrha。
◎適合對象 大人、小孩、幼兒。
◎推薦產地 印度。
◎保存期限 2年。
◎禁忌 無。

因為屬於樹脂類，在沈靜厚實的木質中帶點濃稠的甘味，其徐徐釋放出的氣味，持續而平緩，給人舒緩與踏實的感受。

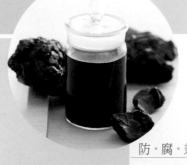

防·腐·兼·溫·和·抗·菌

高純度精油 Essential Oil

沒藥
Myrrh

沒藥原始又帶濃烈異國情調的樹脂味，持續而悠久，能給你更深厚濃稠的感受。

沒藥產於中東，阿拉伯、伊朗一帶，是一種有節瘤的矮灌木植物，其莖與嫩芽中流出的樹脂帶著一種木質的燻味，質地黏稠、濃郁，不易擴散揮發。其濃稠的特性，加上對傷口具有抗菌防腐能力，最適合製成療創藥膏，直接塗抹在皮膚上，可治療癤、瘡、皮膚潰瘍、濕疹及香港腳。

沒藥這個歷史久遠的香料，在西方具有一定的地位。它早在耶穌誕生的時候，就是東方三博士帶去的三樣獻禮（黃金、乳香、沒藥）之一；而沒藥之所以背負如此盛名，主要是因為它的確為中世紀人解決不少問題。

在當時缺乏醫藥的時代裡，人們只能利用植物來療傷治病，沒藥不但能解決傷口潰爛問題、趕走疫病，還能用在死屍的防腐上，因而成為古埃及時代，在宗教祭祀及木乃伊的保存上，最重要的藥材；其抗菌防腐的醫療價值，更在當時人們的心目中，奠定無比崇高的地位。

Tips

沒藥
運用
小妙方

＊當小孩有咳嗽與支氣管過敏現象時，可將甜杏仁油5ml、月見草油1ml、薰衣草精油3滴及沒藥精油2滴，混合後，按摩後頸到兩側肩胛骨之間的脊椎兩旁及胸前，可緩和不適症狀。

＊沒藥精油對傷口有抗菌及幫助癒合的作用，且不具刺激性，可直接滴在棉棒上，來塗抹皮膚的破皮、外傷或流膿的傷口。

Myrrh

因為屬於樹脂類，在沈靜厚實的木質中帶點濃稠的甘味，
其徐徐釋放出的氣味，持續而平緩，給人舒緩與踏實的感受。

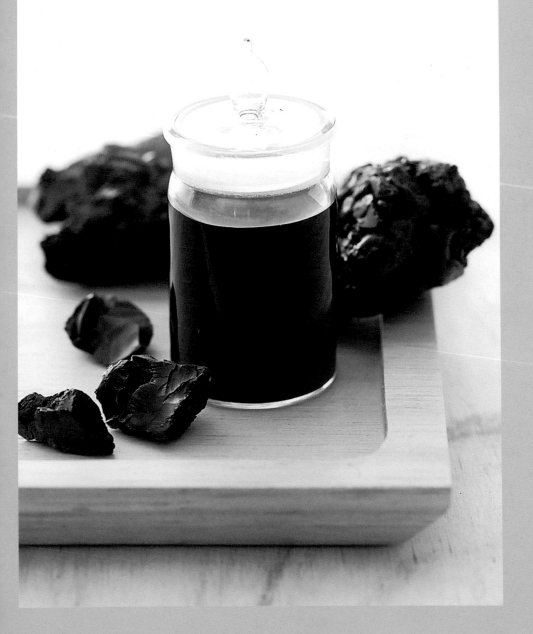

◎ **類別** 穩健、鎮靜、抑菌。
◎ **取材** 木材。
◎ **精油顏色** 淡黃色。
◎ **味道** 略帶潮濕青苔的木質味。
◎ **拉丁學名** Cedrus atlantica。
◎ **適合對象** 大人小孩皆宜。
◎ **推薦產地** 尼泊爾。
◎ **保存期限** 2～3年。
◎ **禁忌** 無。

寒帶松柏類
的精油，
味道持久，
具抗菌功效，
尤其
對呼吸道系統的
抗菌效果
最為顯著。

雪松是屬於高海拔、高緯度地區一種特有的松木，品種相當多，在西方芳療中盛行的大西洋雪松及北美雪松氣味較為辛辣，精油顏色偏淡；而東方的雪松則以尼泊爾的喜馬拉雅雪松最知名，精油較濃稠，氣味較甜，有種溫暖的感受，也較具鎮靜、抗憂鬱的效果，更有強壯陽剛之氣之說，是早期西藏及印度地區醫療的重要藥材來源。

早期的西藏人會取雪松的枝條，焚燒薰香，以驅趕螞蟻、蚊蟲，同時他們也認為雪松具有驅邪避凶之效。

然而，根據後人研究的結果，雪松不僅可以做為除蟲劑，它對於空氣中的毒素、呼吸道散發出來的飛沫，更具有明顯的抑菌效果，適用於呼吸道黏膜感染及支氣管感染，是很好的消炎、消毒劑，對於止咳化痰有其特殊功效。

若用於皮膚按摩，雪松具有收斂、抗菌及排毒的效果，適合用於頭皮的脂漏性皮膚炎、頭皮屑，以及皮膚化膿性感染等症狀。

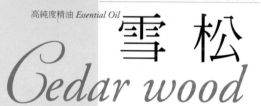

甜·美·滋·補·的·高·山·木
高純度精油 *Essential Oil*
雪 松
Cedar wood

Tips

雪松
運用
小妙方

※ 將雪松5滴、杜松莓2滴，直接滴入浴缸中泡澡，可以對付身體上（除了臉部）的化膿痘痘。
　※ 對於頭皮易出油的油性頭皮屑患者，可將雪松6滴、快樂鼠尾草1滴、薰衣草3滴，加入洗髮精中（一次用量約10～20g.），可改善出油現象。

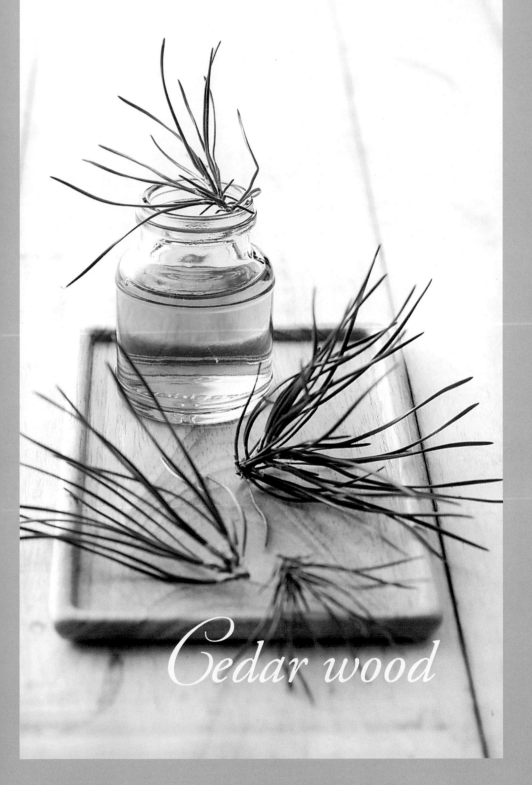

寒帶松柏類的精油，味道持久，具抗菌功效，尤其對呼吸道系統的抗菌效果最為顯著。

Cedar wood

◎ 類別　激勵、抗菌。
◎ 取材　葉子與嫩芽。
◎ 精油顏色　透明。
◎ 味道　消毒殺菌氣味。
◎ 拉丁學名　Melaleuca viridiflora。
◎ 適合對象　大人小孩皆宜。
◎ 推薦產地　澳洲。
◎ 保存期限　2年以內。
◎ 禁忌　無。

綠花白千層
與茶樹、尤加利
同屬桃金孃科，
都具有很好的
抗菌作用，
由於同是
來自於澳洲，
所以也被列為
澳洲三寶之一。

綠花白千層清新具有激勵作用的嫩葉味道，讓人有頭腦清醒、士氣提升、注意力集中的效果。

綠花白千層與茶樹、尤加利、香桃木同屬桃金孃科植物，這類植物共同的特色就是以抗菌力著稱，不管對呼吸道、泌尿道來說，都是很好的殺菌劑。由於綠花白千層與茶樹、尤加利又同屬澳洲的特產，故有「澳洲三寶」之稱，三者皆是澳洲最具殺菌、抑菌、淨化空氣及對抗病毒之功效的植物。

綠花白千層除了可以有效預防感冒、上呼吸道感染、增強免疫力外，它還能促進傷口的癒合、平衡油脂分泌，改善油性肌膚及油性頭皮的油脂分泌量，對於青春痘及頭皮屑等皮膚症狀，有很大的幫助。

澳·洲·三·寶·之·一·的·抗·菌·好·手

高純度精油 Essential Oil

綠花白千層
Niaouli

綠花白千層
運用
小妙方

Tips

＊ 將綠花白千層與茶樹、迷迭香等調和擴香使用，可達到日間提神之功效，同時具有抗菌、防霉、防塵蟎之作用；加入松針、扁柏、香桃木等，則可淨化空氣、提振工作士氣。

＊ 感覺身體抵抗力變差，或是流行性感冒盛行期間，可以用茶樹2滴、薰衣草3滴、綠花白千層2滴，加入浴缸中泡澡。

＊ 家中若有人感冒，建議以綠花白千層6滴、茶樹3滴、百里香3滴，於100ml的自來水中調和，以噴霧的方式在室內噴灑，可避免交叉感染，並達到抗菌的效果。

＊ 激烈運動後感到疲憊，可用百里香3滴、冬青木2滴、天竺葵3滴，與8～10ml的基底油調和，做關節與肌肉的按摩。

綠花白千層與茶樹、尤加利同屬桃金孃科，都具有很好的抗菌作用，
由於同是來自於澳洲，所以也被列為澳洲三寶之一。

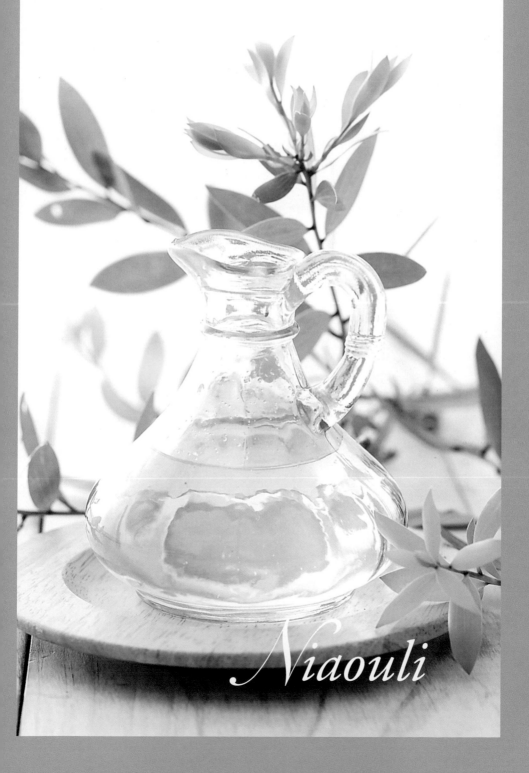

Niaouli

◎類別 鎮定、安撫。

◎取材 花朵

◎精油顏色 墨綠（羅馬洋甘菊）。
　　　　　深藍（德國洋甘菊）。

◎味道 蘋果蜜的甜香（羅馬洋甘菊）。
　　　 濃濃的藥草味（德國洋甘菊）。

◎拉丁學名
　Anthemis nobilis（羅馬洋甘菊）。
　Matricaria recutica（德國洋甘菊）。

◎適合對象 大人小孩皆宜。

◎推薦產地 匈牙利、希臘。

◎保存期限 2年以內。

◎禁忌 無。

德國洋甘菊與羅馬洋甘菊皆具有鎮靜、抗發炎及抗組織胺的作用，因此最常用於過敏性皮膚炎及緩解發炎、疼痛等症狀。

消·炎·抗·過·敏·的·第·一·把·交·椅

高純度精油 Essential Oil

洋甘菊
Chamomile

R.Chamomile（羅馬洋甘菊）　G.Chamomile（德國洋甘菊）

最常被萃取出精油的洋甘菊有兩種，一是春黃菊屬的羅馬洋甘菊，精油呈現墨綠色；另一個則是母菊屬的德國洋甘菊，精油為較深的藍色。兩者雖然都是菊科植物，有共同的外觀與特性，但因屬別不同，成分及味道上也略有差異。

基本上，羅馬洋甘菊帶有蘋果蜜般的甜香，較易被人所接受；德國洋甘菊則略帶些藥味，並不討好，但在止癢抗炎的功效上，德國洋甘菊略勝一籌；在情緒的安撫及皮膚的保濕上，羅馬洋甘菊則較合適。

洋甘菊的植物體中並不含藍烴成分，而是在蒸餾的過程中，才產生藍烴，這樣的成分不但使得羅馬洋甘菊及德國洋甘菊有著很特殊的藍色，同時也具有抗組織胺、抗炎、止痛等特殊功效。

Tips

洋甘菊
運用
小妙方

＊被昆蟲咬傷時，可用薰衣草2滴、羅馬洋甘菊2滴，滴在冷濕的毛巾上或沾濕的化妝棉上，敷於紅腫癢疹處。

＊劇烈運動後，因乳酸積聚所造成的肌肉疼痛，可用德國洋甘菊8滴、薑4滴，加入20ml的基底油中，用來按摩，能幫助你放鬆緊張的肌肉。

＊若是異位性皮膚炎及蕁麻疹患者，可用羅馬洋甘菊4滴、廣藿香4滴、德國洋甘菊2滴，加入10ml的基底油中，具有止癢、抗敏的作用。

Chamomile

德國洋甘菊與羅馬洋甘菊皆具有鎮靜、抗發炎及抗組織胺的作用，
因此最常用於過敏性皮膚炎及緩解發炎、疼痛等症狀。

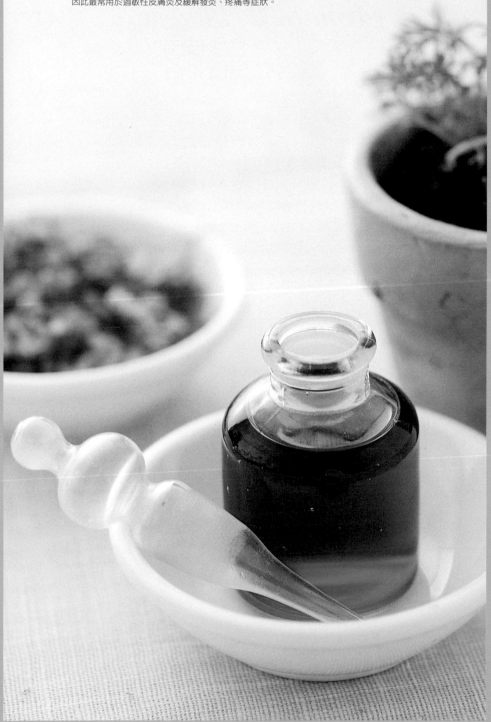

*H*ydrolate & Flower water

親膚性晶露

晶露是精油蒸餾時，所產生含有該植物水溶性成分的物質，

也可說是精油蒸餾時所產生的天然副產品。

大部分的精油都是經過高壓蒸餾、高溫昇華後的水蒸氣，

在蒸餾、冷卻後，可以得到兩種成品：精油與晶露。

植物中脂溶性的芳香脂會浮在水面上，這就是精油的前驅物質，

而蒸餾後留下的水，已包含該植物的水溶性成分及香味，

這個水就稱為「晶露」，又稱為「花水」或「純露」。

每一種晶露都具有該植物精油相類似的氣味與功效，

因為不含太多刺激性的酚、烯、醇等成分，所以不會刺激皮膚，

是一種很好的、高吸收性的親膚性植物花水，更適合用於皮膚保養。

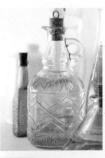

✳ 常見晶露的應用

矢車菊晶露 *Centaurea water*
(*Centaurea cyanus Hydrolate*)

 功能 **減緩眼睛乾澀、疲勞**

這種美麗的藍色小花，早已是抗生素的重要來源。因為其精油萃取困難，所以，晶露成了人們享有矢車菊的最佳來源。

矢車菊晶露對於解決眼部因疲勞而產生的乾澀、癢痛現象，有相當大的幫助，是眼部保養方面很重要的晶露之一，此外，用於皮膚保養則具有保濕、抗炎的作用。

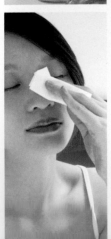

■ **用法**：當眼睛疲累時，可將矢車菊晶露滴於化妝棉或眼罩上，直接敷在眼部。

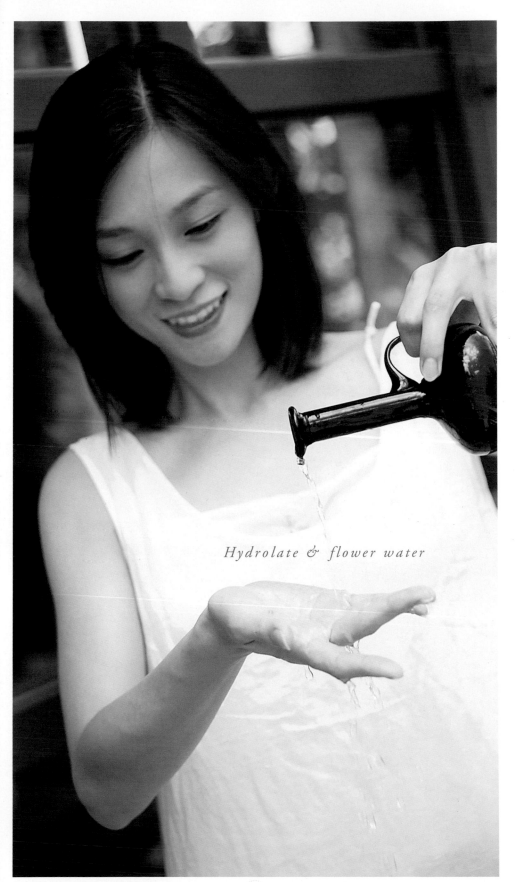

Hydrolate & flower water

金縷梅晶露 *Hamamelis water*
（*Hamamelis virginiana Hydrolate*）

功能 收斂、緊實、控油效果佳

金縷梅對於皮膚絕佳的收斂效果，早被歐美業者提煉，做為皮膚藥劑的重要成分。在《藥草聖典》中提到：「金縷梅具有舒緩、收斂、抗菌的效果。」對於青少年毛孔粗大，或是出油狀況嚴重的油性肌膚，都是很好的化妝水。

■**用法**：用金縷梅晶露拍打臉部，可收斂毛孔。由於其收斂效果極佳，故可做為男性鬍後水、除毛後鎮定液，唯敏感肌膚不適用。若擔心使用後皮膚過於乾燥，可與其他晶露混合後使用。

玫瑰晶露 *Rose water*
（*Rosa damascene Hydrolate*）

功能 保濕、平衡膚質效果佳

夏日常常因為過度清潔，反而造成皮膚乾澀、缺水；外出時，又總是飽受灰塵、高溫、油膩的摧殘，玫瑰晶露可為肌膚補充水分，保持肌膚的彈性與活力！

■**用法**：建議每次做完臉部、手腳的清潔後，噴上一層玫瑰晶露來保濕。

茉莉晶露 *Jasmine water*
（*Jasmine officinal Hydrolate*）

功能 清爽、收斂

適合20歲以上女性日常保養。茉莉晶露可以平衡皮膚油脂分泌，特別適合中、油性皮膚者，或是做為隨身噴霧水，讓幽雅的氣味，伴隨妳一夏。

■**用法**：建議每次做完臉部、手腳的清潔後，噴上一層茉莉晶露給皮膚平衡及清爽。

橙花晶露 *Neroli water*
（*Citrus aurantium Hydrolate*）

功能 活化新生、淡化色素

橙花晶露與薰衣草晶露都是促進皮膚細胞新生最好的晶露，但橙花晶露更適合老化疲勞的肌膚；日曬過度的肌膚，也可以藉由橙花晶露，使肌膚再現活力！

■**用法**：建議每次做完臉部、手腳的清潔後，噴上一層橙花晶露來保濕、促進皮膚新生。

人蔘晶露 *Ginseng water*
（ *Panax ginseng Hydrolate* ）

功能 撫平細紋、促進皮膚新陳代謝

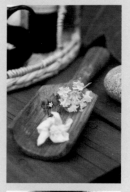

人蔘晶露可用於肌膚的保濕、抗老化、癒疤與表皮細胞的活化再生，較適合熟齡肌膚使用。味道清新舒暢，是高度營養的化妝水，平時最好置於冰箱內保存，以免腐壞。

■ **用法：** 建議每次做完臉部、手腳的清潔後，噴上一層人蔘晶露給予皮膚保濕及抗老化。

薰衣草晶露 *Lavender water*
（ *Lavender officinal Hydrolate* ）

功能 癒疤、預防皮膚外傷感染

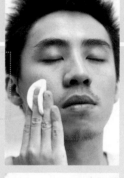

可減緩蚊蟲叮咬後皮膚的紅腫癢痛；對於問題皮膚的小疤痕、燒燙傷口，具有退紅淡疤的功效。

■ **用法：** 將薰衣草晶露噴灑在受創的皮膚部位，或以化妝棉沾濕輕拍，可以紓解癢痛、軟化疤痕、促進傷口癒合。

茶樹晶露 *Ti Tree water*
（ *Melaleuka altifonifolia Hydrolate* ）

功能 清潔、殺菌、控油

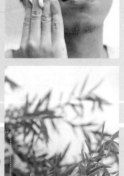

茶樹晶露與抗菌精油調和而成的殺菌液，是夏日對付各種細菌、病毒，必備的隨身物品，同時也可解決青春痘、粉刺等問題皮膚。

■ **用法：** 平時將茶樹晶露噴灑在背部、手臂、大腿等處，可對抗大區域的小紅疹和粉刺。

洋甘菊晶露 *Chamomile water*
（ *Anthemis nobilis Hydrolate* ）

功能 抗敏、止癢

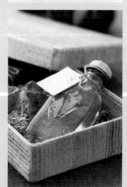

洋甘菊晶露除了能撫慰敏感肌膚外，也可以冰敷在眼窩處，可有效撫平眼部細紋，減少因眼睛疲勞所引起的紅眼、黑眼圈。

■ **用法：** 將洋甘菊晶露冰在冰箱裡，當皮膚過敏、紅腫、曬傷時，可以將晶露濕敷在受創處。

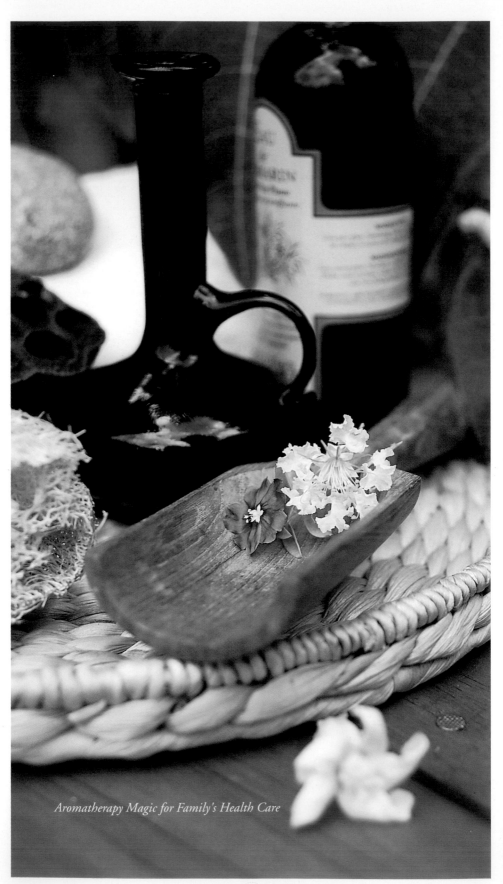

Aromatherapy Magic for Family's Health Care

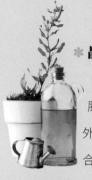

❋ 晶露的調配與應用

由於晶露為水性，同時與精油的相容性高，最適合做為肌膚與顏面保養使用。你除了可以單獨選擇喜愛的晶露外，也可以發揮DIY精神，創造晶露與晶露、晶露與精油的綜合搭配。

1 一般膚質的例行肌膚保養：薰衣草晶露50ml＋玫瑰晶露50ml。

2 夏天易莫名搔癢、乾燥的皮膚：洋甘菊晶露50ml＋茉莉晶露50ml。

3 需要保養、老化的皮膚：人蔘晶露25ml＋玫瑰晶露25ml＋橙花晶露25ml＋金縷梅晶露25ml。

4 容易長痘痘的皮膚：薰衣草晶露50ml＋茶樹晶露50ml（嚴重者再滴入茶樹精油20滴）。

5 容易曬傷、有黑斑的皮膚：人蔘晶露20ml＋洋甘菊精油15滴，充分搖勻後使用。

6 臉部的保養：

＊容易出油的T字部位，先用茶樹晶露做清潔保養與控油。

＊眼部用冰過的矢車菊晶露沾濕化妝棉後，貼在兩眼處。

＊其他部位可用玫瑰晶露或茉莉晶露做例行保養。

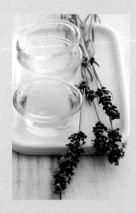

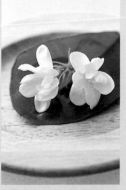

H y d r o l a t e   &   f l o w e r   w a t e r

Base Oil & Cream
高功能性基底油與乳霜

植物油是最好的稀釋精油的介質，因其延展性與滲透力相當好，
不但可用於按摩、推拿，也很適合做為卸妝及調理肌膚之用。
由於不同的植物油，其功效與滲透力各有差異，
故可視其特性，再依個人膚質，選擇適合自己的基底油。

甜杏仁油 *Sweet Almond oil*

對皮膚有緩和、柔軟及滋潤的效果，十分適合嬰兒與孩童使用。

一般而言，甜杏仁油對於嬰兒及各年齡層的孩童都極為適合，若在選擇基
底油有所疑慮時，可直接採用甜杏仁油。

月見草油 *Evening Primrose oil*

含有高單位GLA等珍貴的必需脂肪酸，可幫助修補受損的肌膚及維護肌膚
的健康。由於本身極易氧化，故當按摩油時，僅能當做其他基底油的添加劑
來使用，且使用劑量極低。

榛果油 *Hazelnut oil*

含有軟脂酸、脂肪酸，性狀及成分與甜杏仁油相近。榛果油的滲透力極
強，能夠很快的滲入皮膚表皮層加以滋潤，還具有促進血液循環的功能，對
於油性皮膚有平衡作用。若用於暗瘡型皮膚，則可與葡萄籽油混合使用。

葡萄籽油 *Grape seed oil*

是分子最細小、質地最清爽、吸收力佳，且具有收斂性的基底油。

荷荷芭油 *Jojoba oil*

荷荷芭油被認為較接近「液體狀態的蠟」，對某些病症十分有效，可柔軟
肌膚，有益頭皮與頭髮。

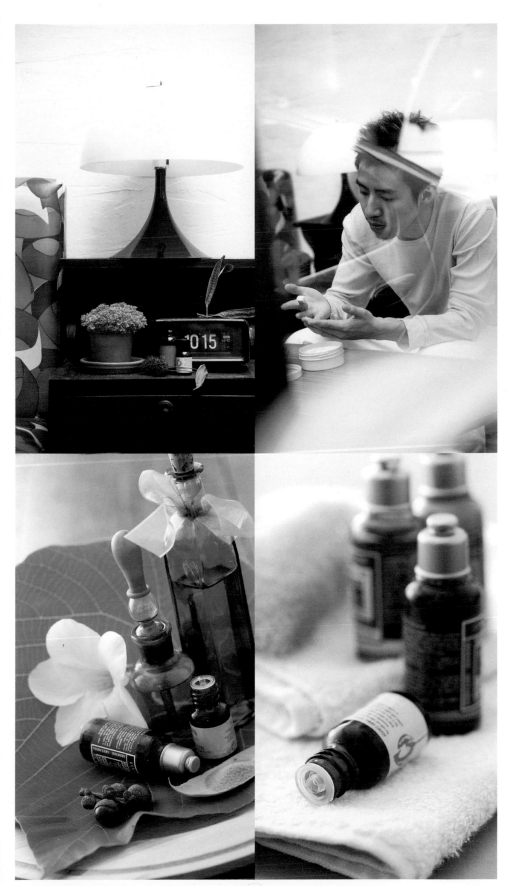

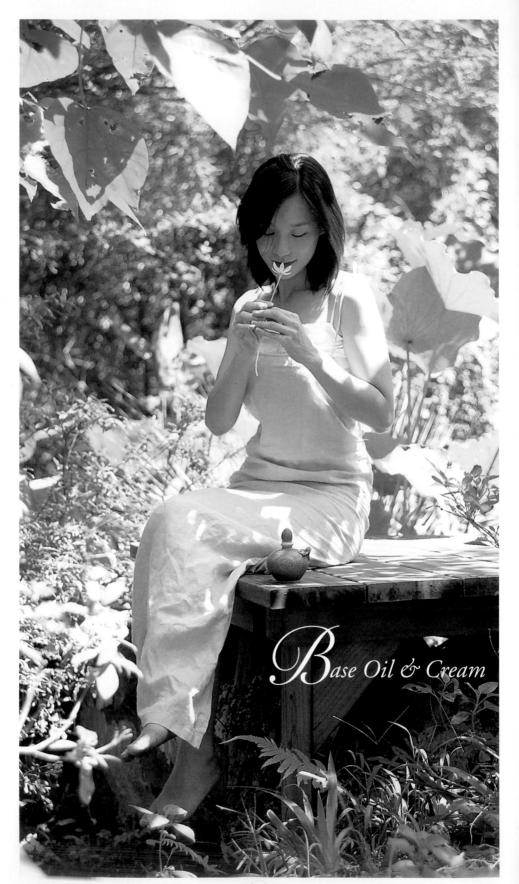

*B*ase Oil & Cream

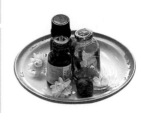

蔓越莓籽油 *Cranberry seed oil*

不像一般基底油，蔓越莓籽油是橘紅色的，且帶有梅子的香甜酸味。最頂級的蔓越莓籽油是冷壓第一道的原油（virgin oil），親膚性與吸收能力特別好，稍微推一下就完全吸收，不留油膜，使肌膚維持光澤與良好的觸感，與空氣接觸也不易氧化、發臭，其抗氧化及預防氧化的功力是所有植物油之冠。

調和的基礎比例

◎調和劑量以10g.乳霜（凝膠）加入2滴精油為限，如果一個乳霜（凝膠）50g.，則可加入約10滴左右的精油。

◎乳液則以10g.加入1滴的精油為限，100g.的無香精乳液中可加入10滴的精油。

玫瑰果籽油 *Rosehip oil*

含有豐富的必需脂肪酸。所含的維他命C比橙橘類高了20倍之多，並含有少量的 trans-retinoic acid(維生素A的一種)，對於皮膚的修復和緊實有很好的效果。

使用的劑量極少，須和其他的基底油並用，屬於幫助組織再生的醫療用油，對於疤痕及某些皮膚病症十分有效。

✵ 潤膚乳液、乳霜和凝膠

精油除了可與植物油搭配，當做皮膚按摩油外，還可與潤膚乳液、乳霜或凝膠調和使用，但這些介質必須是由不含香精、

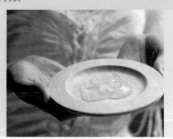

各式添加物（如人工穩定劑、防腐劑等）的天然材料所製成。潤膚乳液、乳霜中的油脂能夠提供皮膚營養，凝膠雖不含油，但可鎖住皮膚表面的水分。當皮膚缺乏這兩種元素，就會開始產生凹陷、出現皺紋，同時感到緊繃與不適，甚至出現乾癢現象，這時，你就必須依皮膚實際需要，選擇乳液、乳霜或凝膠，來幫助水分與油質停留在皮膚表面，延長保濕時效。若是購買市面上現成的乳霜，應避免內含石化油或礦物油等，因為這些成分可能會導致毛孔阻塞。此外，選擇的產品成分也要越單純越好，以免某些成分與精油調和後，會有加乘或相抵的問題。

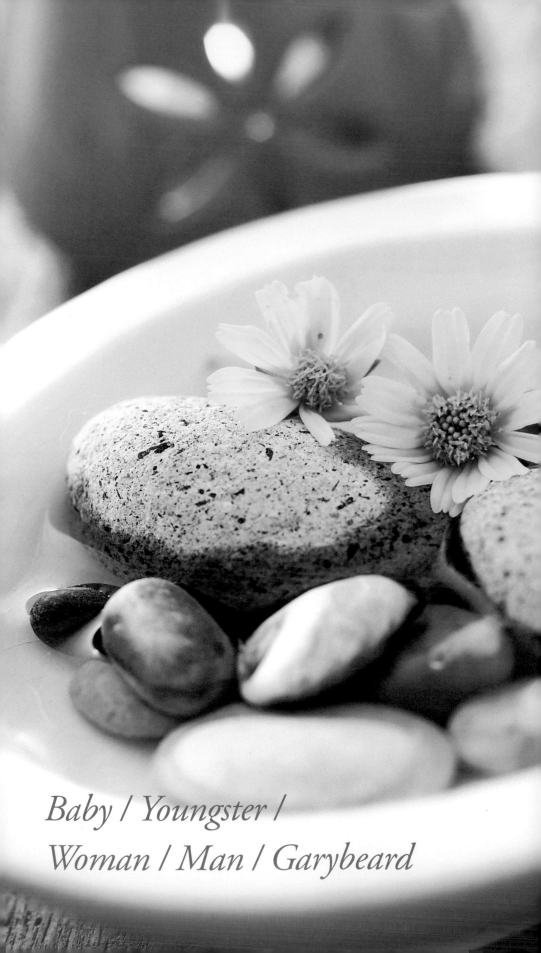

Baby / Youngster /
Woman / Man / Garybeard

30個
家庭護理魔法

✻小寶貝護理 ✻青少年護理 ✻女性護理 ✻男性護理 ✻銀髮族護理

Aromatherapy Magic for Family's Health Care

Baby 小寶貝護理

蚊蟲咬傷 小孩的皮膚嫩,最容易招惹蚊蟲叮咬,看著細白的皮膚上,出現一個個紅腫塊,要不就是抓得到處坑坑疤疤的紅豆冰,相信父母都會相當不捨,這時該怎麼辦呢?

✽ 適用的精油與晶露

■ **茶樹晶露(Ti tree water)**:兼具抗菌、收斂、清爽的水溶性特色,最適合製成防蚊液和皮膚抗菌噴劑。

■ **薰衣草晶露(Lavender water)**:淡淡的薰衣草花香,兼具防蚊、護膚的功效。

■ **茶樹精油(Ti tree)**:濃重的藥味,對於驅趕蚊蟲、預防感染非常有效。

■ **薰衣草精油(Lavender)**:清新的花草香,既溫和又防蚊,同時具有消腫止癢的功效。

■ **德國洋甘菊精油(G.Chamomile)**:甘苦的藥草味,對於抗炎止癢,功效卓著。

 魔法配方 *magic*

1 外出防蚊:可以用薰衣草4滴,加在100ml的薰衣草晶露裡,經劇烈搖晃後,噴在皮膚上,或是用化妝棉沾濕,塗抹在手腳上。

2 居家防蚊:檸檬香茅10滴、絲柏5滴,滴入裝有300ml自來水的噴頭瓶中,平常可以噴灑地板、桌面、牆壁、牆角,可防蚊蟲,同時也可淨化空氣,預防塵蟎,讓人感到神清氣爽。

3 蚊蟲咬的紅腫癢部位:可以用棉花棒沾薰衣草精油,直接塗抹紅腫處,有消腫、癒疤的作用。

異位性皮膚炎　異位性皮膚炎(Atopic dermatitis) 患者的皮膚表面會出現紅疹、濕潤、劇癢、脫皮等現象，屬濕疹的一種，多半與遺傳及過敏體質有關，亦可歸類為過敏性皮膚炎。好發族群以孩童居多，經常併有過敏性鼻炎、打噴嚏、氣喘、咳嗽、眼睛發癢等症狀。嬰兒期發病，大多先在臉部出現症狀，較少侵犯頸部；若在幼兒期發病，則會發生在手肘、膝部彎曲處、頸部、手腕和腳踝等處。

異位性皮膚炎的發病範圍多為局部性，藥物控制效果有限，不管用任何方法，都必須做好長期奮戰的準備。患者最好從居家環境的改變做起，減少過敏原的刺激，增強免疫力，並配合醫師用藥等多管齊下，才能減少發病的機率。

✽ 適用的精油

■**德國洋甘菊精油（G.Chamomile）**：帶有濃重的藥草味，但其抗炎止癢的效果比羅馬洋甘菊強。

■**羅馬洋甘菊精油（R.Chamomile）**：抗炎止癢效果好，味道香甜，故常用來與德國洋甘菊混合，以中和不易被接受的味道。

■**廣藿香精油（Patchouli）**：含有與德國洋甘菊類似的藍烴成分，故在抗炎止癢方面，有相輔相成的效果，並具有保濕的作用。

■**薄荷精油（Peppermint）**：清涼的感覺，可以減輕搔癢感。

1 平時的滋潤保濕：沐浴後，將洋甘菊2滴、廣藿香2滴、薄荷1滴，調入5ml的基底油中按摩手腳，尤其是手腳關節部位及皮膚搔癢處。

2 皮膚搔癢：可用局部冰敷的方式，避免用手去抓或搓揉。

3 注意居家環境：盡量讓小朋友待在常溫、冷熱變化不大的環境中，室內最好安裝空氣濾淨器，常保空氣乾淨清爽，並減少布類家具家飾以防塵蟎。此外，使用清潔用品要注意，吸入或接觸過量的化學清潔劑，也會引發異位性皮膚炎。

4 平日的保健：少吃油炸食物，以及含有人工添加物、香料的餅乾、香腸、火腿等，以免激發過敏。

感冒、喉嚨痛 感冒可說是傳播最快、也最惱人的小毛病了，抵抗力差的人，一年之中，可能得跟感冒搏鬥個好幾回呢！當小孩出現喉嚨痛的症狀時，很可能就是感冒的前兆，也許一覺醒來，情況就一發不可收拾，所以，務必記住，感冒初期就要做好萬全的抗菌準備，而精油當然是你最得力的助手！

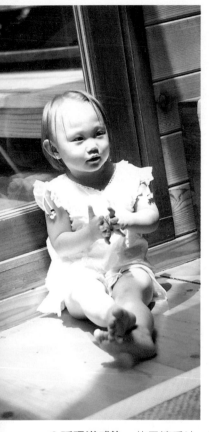

✳ 適用的精油

■ **松針精油（Pine needle）**：是很好的呼吸道殺菌劑，對於咳嗽、喉嚨痛、鼻腔咽喉黏膜感染，有很好的抑制作用。

■ **雪松精油（Cedar wood）**：雪松有溫暖的木頭香氣，所含的雪松醇、杜松帖烯等成分，對於支氣管炎有很好的抑菌功效，同時也能溶解呼吸道中的痰液。

■ **綠花白千層精油（Niaouli）**：抗菌力等同於尤加利、茶樹等，但其性質較溫和，小孩、孕婦都可使用。

■ **薄荷精油（Peppermint）**：清新的穿透力，加上與生俱來的抗炎、消腫能力，對於鼻塞、頭痛、喉嚨痛都很有幫助。

1 呼吸道感染：使用擴香法，可避免室內的交互感染。白天可以用綠花白千層5滴、松針1滴的比例；晚上用薰衣草6滴加綠花白千層3滴的比例來擴香。

2 小孩夜咳：可用薰衣草10滴加佛手柑5滴，以擴香法治療幼童因支氣管過敏，而導致的夜間咳嗽，適合小孩睡眠時使用。

3 感冒、咳嗽：建議使用沒藥5滴加乳香5滴，按摩前胸與後背的兩肩胛骨內側。或是用一碗熱水，滴上茶樹、尤加利、檸檬、薄荷，以及綠花白千層精油各幾滴，再用大毛巾蓋住頭和碗，嘴張開，用鼻或口深呼吸10分鐘。幼兒使用可採用負離子擴香器。

發燒　發燒不但是身體感染的一項警訊，也是體內發熱的表徵。不論是感冒、著涼，或是腸胃道、呼吸道、泌尿道等，身體任何部位的感染發炎，若沒有受到控制，體溫就會預先發出警告，並以發燒的方式表現出來。

當體溫不斷上升，影響腦部的體溫調節中樞，嚴重的甚至會出現細胞脫水、體內器官功能失調等現象。所以，除了對受感染的部位應加以控制外，體溫的調節也需要同步進行，某些具有散熱、發汗功效的精油，就可以幫助降低體溫，達到退燒的作用。

✳ 適用的精油

■ **薄荷精油（Peppermint）**：清涼降溫，對於皮膚的發熱、體內的發燒，採用薄荷濕敷法，都能有效的降低體溫。

■ **茶樹精油（Ti tree）**：有抗菌、抗炎的作用，尤其是對於原因不明的感染，所造成的發燒，更有釜底抽薪之效。

■ **薰衣草精油（Lavender）**：用薰衣草泡澡或背部按摩，都可達到降溫的效果。

■ **綠花白千層精油（Niaouli）**：對幼兒來說是一項安全溫和的抗菌劑。

 魔法配方 *magic*

1 冷敷降溫：將薄荷3滴、綠花白千層2滴、茶樹1滴，加入37℃的溫水中，用浸過水的濕毛巾，敷在腋下或額頭，一次敷約3分鐘，來回大約敷個20分鐘，可以使體溫迅速散熱，讓人神清氣爽。

2 溫水拭浴：配方與前項相同，但只限於擦拭頸部、背部、手臂、手、腋下等處，6歲以下兒童避免擦拭胸口，以免溫度下降太快。

3 加速排汗：薰衣草精油3～4滴，滴在水裡，泡澡法可以加速體內排汗，達到降溫的效果。

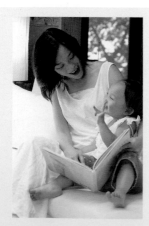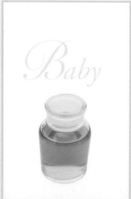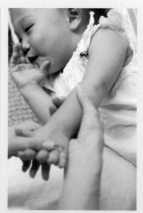

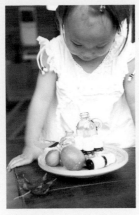
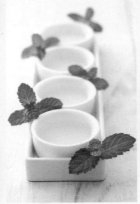
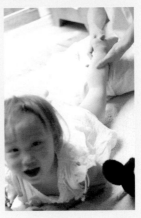

脹氣 小孩肚子脹氣是很常見的現象，通常3歲以下的幼兒喝奶之後，如果沒有做好排氣動作，很容易在睡覺的時候吐奶；大一點的孩子，若有輕微的脹氣則不易察覺，通常會伴隨著排便不順、食慾不振等症狀。

嚴重的脹氣除了肚子鼓脹外，叩診時（醫師在肚子上輕輕叩打），還會出現空心聲，這時，任何具有驅風排氣的精油，都有助於消化系統內多餘的氣體排出，以消除脹氣。以下的精油按摩配方適用於3歲以上的幼童，並且以醫生診斷為一般脹氣者才可使用，太小的幼兒則不適用。

✱ 適用的精油

■ **薄荷精油（Peppermint）**：精油中，驅風、排氣效果最好的，首推薄荷。將薄荷用於腹部按摩，對於脹氣、消化不良所導致的食慾不振、胃脹痛，都有很好的緩和作用。

■ **檸檬香茅精油（Lemongrass）**：可用於擴香、蒸氣吸入法及腹部按摩，都可幫助散氣，並具有促進食慾的效果。

■ **茴香精油（Fennel）**：可減少脹氣，緩解噁心、反胃、消化不良等症狀，具有刺激腸胃蠕動的作用。

 magic

1 胃脹氣、排便不順：每天睡前或清晨，用甜杏仁油5ml、薄荷3滴、茴香2滴，在肚臍周圍，以順時針方向做按摩，可消除脹氣、幫助排便；或是在睡前做仰臥起坐，都有助於隔天的排便順暢。

2 經穴按摩：以拇指指腹按摩膝蓋外側向下3吋的「足三里穴」（見P.23）。

3 飲食保養：經常有脹氣困擾的大人或小孩，每餐飯後，最好能喝1杯優酪乳或乳酸飲料，可防止害菌滋生，影響腸胃吸收及排泄功能。

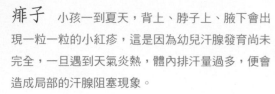

痱子　小孩一到夏天，背上、脖子上、腋下會出現一粒一粒的小紅疹，這是因為幼兒汗腺發育尚未完全，一旦遇到天氣炎熱，體內排汗量過多，便會造成局部的汗腺阻塞現象。

由於這種痱子，既癢又濕黏，常常惹得孩子情緒不穩、哭鬧不安，且容易去抓傷，形成潰瘍，所以大人必須特別注意。

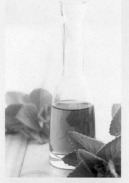

＊適用的精油

■**薰衣草晶露**（Lavender water）：清涼降溫的薰衣草晶露，能提供皮膚抗菌能力，並保持肌膚的清爽。

■**薰衣草精油**（Lavender）：抑菌、止癢，可保持肌膚乾爽。

■**羅馬洋甘菊精油**（R.Chamomile）：抗炎止癢，消除腫痛兼具皮膚保濕。

■**廣藿香精油**（Patchouli）：止癢、消炎。

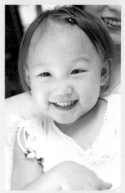

魔法配方 magic

■**止癢、保持乾爽：** 將薰衣草精油2滴、羅馬洋甘菊1滴，加入洗澡水中泡澡，並在沐浴後，用薰衣草晶露直接塗抹在長痱子的部位。然後再用薰衣草精油3滴、羅馬洋甘菊1滴、廣藿香1滴，加入10ml的甜杏仁油中，將做好的按摩油塗抹在患部上，擦乾後，再拍上爽身粉，保持乾爽。

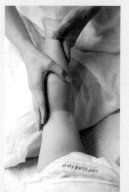

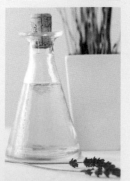

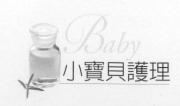

Baby 小寶貝護理

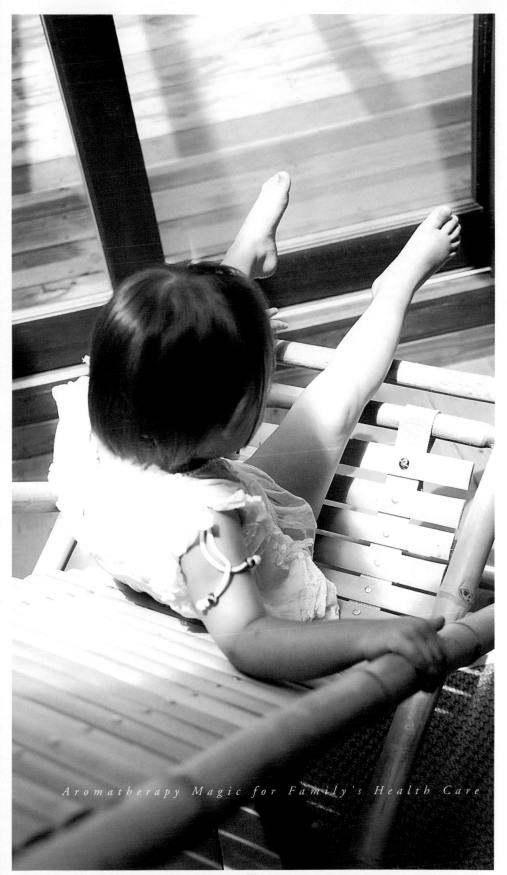

Aromatherapy Magic for Family's Health Care

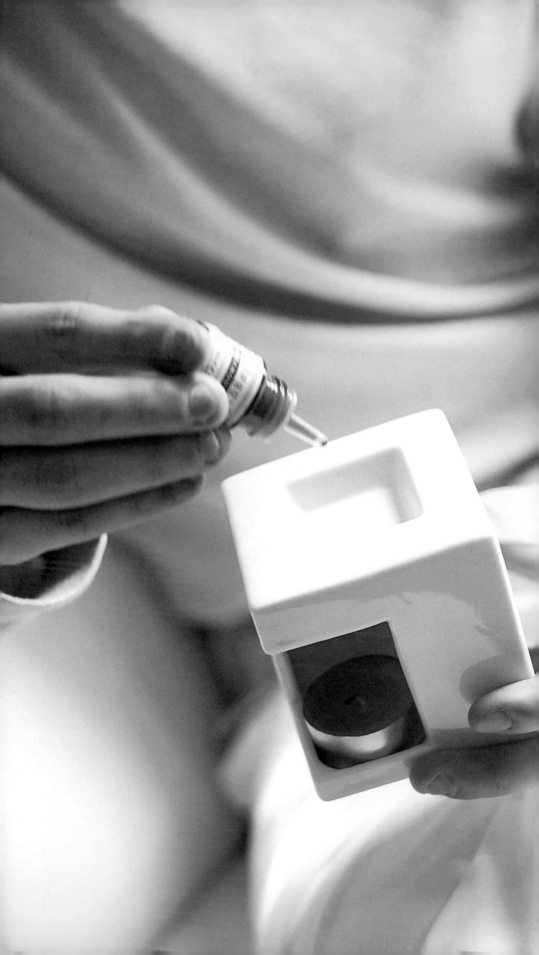

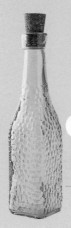

Youngster
青少年護理

擦傷、割傷、皮膚外傷 運動、玩樂、勇於冒險,在青少年生活中佔了相當大的部分,當然也就容易會有些皮肉外傷。

　　一般的跌倒、燙傷、挫傷等小傷口,通常都會自行塗上藥膏,以助傷口癒合,但這時如果手邊有些溫和、不刺激、殺菌力又強的精油,也可以做為很好的外用藥劑。如薰衣草就是治療燙傷最好的精油,此外,殺菌抑菌力佳的茶樹,也有助於傷口的抗菌與修護。

✳ 適用的精油

■**茶樹精油(Ti tree)**:對傷口具有很好的抗菌與收斂效果,可保持傷口乾燥,防止感染。

■**沒藥精油(Myrrh)**:對於破皮流膿的傷口,不具刺激性,並具有很好的抗菌及防腐作用,有助於傷口的癒合。

■**廣藿香精油(Patchouli)**:對於傷口有很好的收斂、抗炎與止癢功效,若與沒藥搭配,堪稱最完美的組合。

 魔法配方 *magic*

1 燙傷的處理:將薰衣草精油4～5滴,滴入冷水盆,再將燙傷部位浸泡其中,不但可以減輕燙傷的程度(可將二度燙傷減輕為一度燙傷,使之不起水泡),也有助於癒後的傷疤恢復。

2 挫傷、撕裂傷的處理:將茶樹精油3～4滴,加入200ml的蒸餾水中,稀釋後用來沖洗傷口,可防止傷口感染,有助於傷口癒合。

3 潰爛膿瘡的處理:當皮膚出現紅、腫、熱、痛,傷口已潰爛流膿時,可將沒藥1滴、廣藿香3滴、酒精0.5ml,與基底油5ml,調製成抗菌藥水,然後用藥水沾濕紗布,覆蓋在傷口上,可加速傷口的癒合。

運動後肌肉痠痛　正值青春期的孩子，常被鼓勵要多運動，一方面有利於骨骼的發育，另一方面也是一個消耗體力、訓練體能的好方法。

　　但不管是體操活動、球類競賽、游泳，或是野外活動，在過度運動後的隔天，總會出現肌肉痠痛或疲勞無力等後遺症，雖然這些堆積在肌肉中的乳酸會慢慢消退，但還是可以利用精油，幫助緩解肌肉疲勞，讓孩子隨時隨地都能保持最佳狀態。

✻ 適用的精油

■迷迭香精油（Rosemary）：能幫助肌肉中的酸性物質排出，可減輕運動後乳酸堆積所造成的痠痛。

■德國洋甘菊精油（R.Chamomile）：具有很好的消炎止痛作用，尤其對於肌肉層的消炎鎮痛很有效。

■薑精油（Ginger）：具有活血熱身的功效，可以促進肌肉、關節部位的血液循環及淋巴排毒。

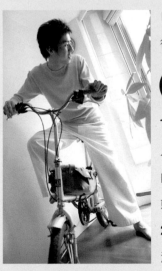

■馬鬱蘭精油（Majoram）：對於肌肉層有很好的止痛、消炎作用。

魔法配方 magic

1 運動前的暖身：運動前，可先在浴池中，加入迷迭香2滴、薑2滴，以溫水泡澡，可幫助肌肉關節的暖身，強化肌肉耐力，以達最佳狀態。

2 運動後的保養：沐浴後，將迷迭香3滴、薑2滴、馬鬱蘭2滴，加在10ml的基底油中，然後在手臂、大小腿、腹部及感到痠痛的部位按摩。若一早起床，還是感到痠痛、疲勞，可以再取些按摩油，在肌肉僵硬痠痛的部位上按摩。

3 扭傷、拉傷的處理：因運動造成扭傷、拉傷時，不宜按摩，一定要採用冷敷。將薰衣草2滴、德國洋甘菊1滴，滴在冰水中，局部冰敷。

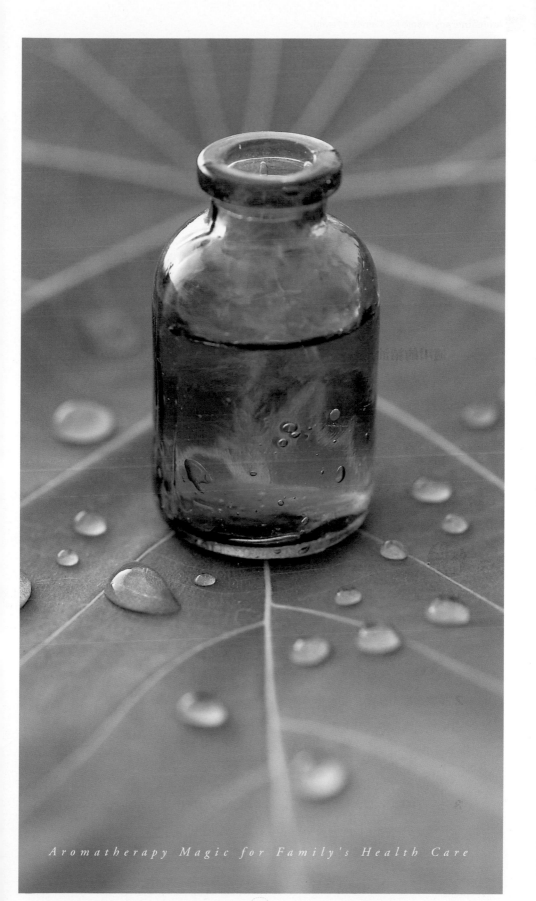

Aromatherapy Magic for Family's Health Care

頭皮屑 每個人都會有頭皮屑的產生，只要久不洗頭，頭皮就如同皮膚一樣，會出現由角質細胞與頭皮油脂兩者共同形成的污垢。

形成頭皮屑的原因可分外在與內在因素。外在因素主要是因為洗頭方式不當、使用劣質洗髮精，與過度染髮所引起的，屬於暫時性的頭皮屑問題；內在因素則是因為壓力、緊張、飲食過度辛辣與睡眠不足所造成的，這種多半會變成長期性的困擾。

此外，還有兩種情況是比較容易發生暫時性的頭皮屑及頭皮癢。一是外在環境影響，如：潮濕的天氣、經常戴安全帽的機車騎士、受污濁空氣污染，或是經常待在有油煙的環境等；另一種則是女性在排卵期或月經期，也容易出現頭皮油脂分泌旺盛而產生頭皮屑的情況！

✱ 適用的精油

■ **薰衣草精油（Lavender）**：能平衡頭皮油脂分泌，也能預防頭皮油膩及感染。

■ **快樂鼠尾草精油（Clary sage）**：對於脂漏性皮膚炎、油性頭皮，具有很好的抗屑抗菌功效，並能促進頭皮血液循環，增進生髮功效。

■ **迷迭香精油（Rosemary）**：對於頭皮的油脂分泌有收斂的作用，適合油性髮質。

1 洗髮護理：洗頭前，根據當天的髮質狀態或心情，來調整洗髮配方。首先，先擠出洗一次頭的洗髮乳用量（無香精洗髮乳），然後滴入精油（可混合多種精油，如迷迭香、薰衣草、快樂鼠尾草），長髮使用精油總數10～15滴，短髮則5～8滴，用手將洗髮乳調勻即可。

2 頭皮癢配方：頭皮發癢很難受，常常因為猛抓，而傷了頭皮，這時，不妨選擇能舒緩發癢、發炎症狀的薰衣草、薄荷等精油來洗頭，同時也能重整頭皮的新陳代謝，維持頭髮的清爽。對於油性頭皮、乾性髮質的人來說，選擇雪松還可達到去屑、柔順的功效。

3 洗髮要訣：別以為經常洗頭可以減緩頭皮屑，事實上，過度的洗頭只會讓皮屑產生的速度更快。此外，洗髮最好用指腹按摩頭皮，以促進頭皮的血液循環，千萬不要用力抓頭皮，以免頭皮受傷感染，造成脂漏性皮膚炎。

腋下多汗、腳汗 許多人一到夏天，腋下總是濕濕的，還有些體味，這是因為腋下是人體的大汗腺（頂漿腺）所在，當身體感到熱或是緊張焦慮，使得交感神經興奮時，汗腺就會不斷的分泌，汗液流出後，經過細菌分解，就會發出臭味。

一般人為了止汗、除臭，會使用市售的止汗劑，來阻斷腋下的出汗，但這種方式很容易造成排汗不良，進而影響體內排毒系統的通暢性，甚至會出現背部的代償性出汗，這時，不妨使用天然精油來改善。

✱ 適用的精油

■茶樹精油（Ti tree）：具有很好的抗菌性及抗感染性，可避免汗液被細菌分解。

■絲柏精油（Cypress）：具有抗菌及收斂效果，可以收斂汗腺，減少汗液分泌。

■沒藥精油（Myrrh）：具有抗菌、防腐、防霉的作用，避免汗液發臭，產生異味。

■廣藿香精油（Patchouli）：具有抗炎、止癢的作用，可避免腋下汗液分泌過多，造成皮膚感染。

 魔法配方 *magic*

1 天然止汗劑：將收斂、抗菌力較佳的絲柏或茶樹精油，直接塗抹在腋下。這種方式雖然不會完全阻斷腋下排汗，但可稍微收斂排汗量，並避免流出的汗液被細菌分解而發臭。

2 腳底排汗：腳底流汗常常造成穿鞋時有黏膩感，甚至有腳臭的現象，故建議每天洗完澡或出門前，將茶樹精油3滴、絲柏精油3滴，加入蘆薈凝膠50g.中，塗抹腳底之後，穿上透氣的棉襪或絲襪再穿鞋，可避免腳底濕臭黏膩及預防香港腳。

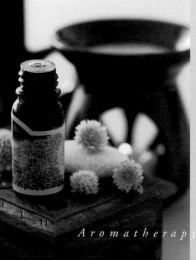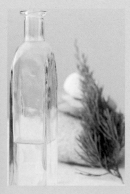

青春痘 青春痘是青春期孩子最常見的皮膚疾病，主要是和荷爾蒙分泌旺盛有關。由於這個時期的孩子皮下皮脂腺分泌較多，往往造成毛孔阻塞，形成痤瘡，不過，青春痘可不一定是青少年的專利喔！

　　一般成年人長青春痘以女性居多，主要也是與荷爾蒙不平衡有關。女性在月經前，或是服用避孕藥、接受荷爾蒙治療時，也會長痘痘。此外，壓力過大、熬夜通宵，也是引發青春痘的因素之一。

✳ 適用的精油

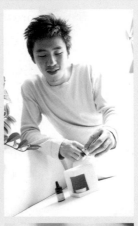

■**薰衣草精油（Lavender）**：可平衡油脂分泌，激發體內白血球增生，對於增強皮膚免疫力有很好的效果。

■**茶樹精油（Ti tree）**：可抑制痘痘的形成，對於痘痘型肌膚，具有抗感染的作用。

■**杜松莓精油（Juniper Berry）**：為排毒高手，可抑制毛孔感染。

 魔法配方 *magic*

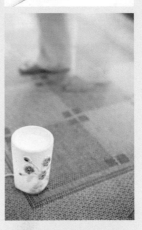

1 痘痘形成初期：將具有抗菌功效的茶樹、薰衣草精油沾在棉花棒上，直接點在痘痘處，可以讓冒出的痘痘大顆化小、小顆化無。

2 痘痘形成中期：當痘痘大到已經看到白點，且周圍沒有紅腫、按壓也不會痛時，可用面紙擠出，然後塗上茶樹精油，消炎抗菌。

3 淡化疤痕：痘痘消去後，如果還留有色素沈澱，可用薰衣草精油點在黑色素區，幫助癒合和去疤；或是用橙花加薰衣草以1：1的比例調製按摩油，來淡化疤痕。

4 預防青春痘：油性皮膚為預防青春痘，平時可用薰衣草3滴、杜松莓2滴，加入5ml的基底油，調合成抗菌防護的按摩油，按摩臉部，按摩後須清洗乾淨。此外，若要預防生理期前長痘痘，則應避免吃太辣、太甜的食物，多喝水，早點睡，作息正常。

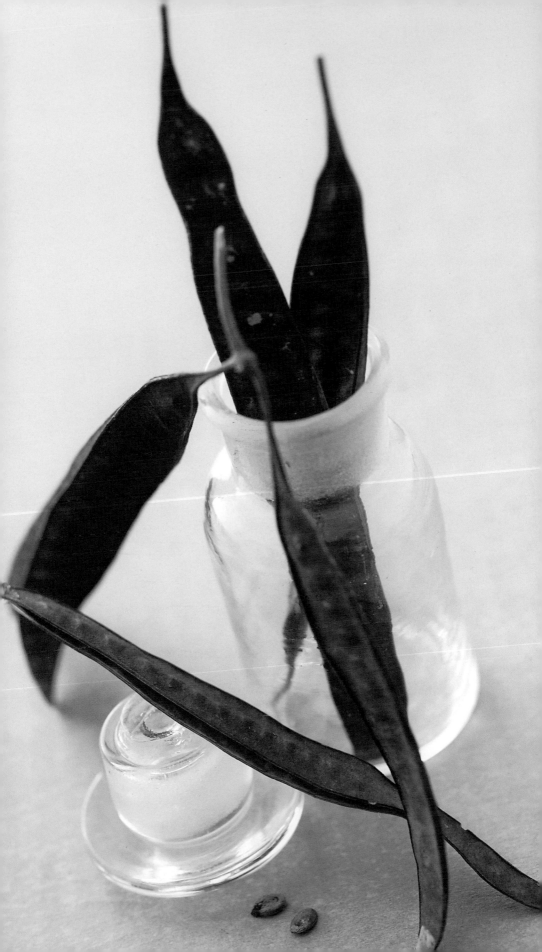

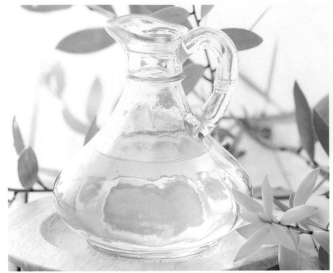
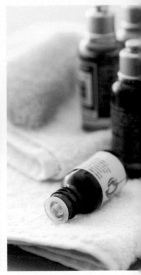

過敏性鼻炎 打噴嚏、流鼻水、鼻塞,是鼻子過敏的三步驟。有鼻子過敏的人因為鼻腔內經常腫脹、積水,所以也比一般人容易出現眼袋;有的人還會因為鼻甲發炎、腫脹,而產生鼻竇炎、耳鳴、耳塞等現象,甚至也會出現因眼睛癢而揉眼睛的習慣。

通常有過敏性鼻炎的人,學習的過程一定比別人辛苦。因為經常性的鼻塞,容易影響腦力、記憶力;睡覺時,則因習慣張口呼吸,容易引發喉嚨發炎,比一般人還易罹患感冒。

看來,小小的鼻子過敏所引發的毛病還真不少,所以你不但要懂得治標,更要從日常生活中去治本。

✳ 適用的精油

■**薄荷精油(Peppermint)**:清涼又具穿透力,對於鼻塞有很好的通暢作用。

■**尤加利精油(Eucalyptus)**:含有桉油樹,對於空氣中的塵蟎,有抑制的作用,但不宜長時間使用,且6歲以下孩童及孕婦不宜。

■**綠花白千層精油(Niaouli)**:與尤加利同屬桃金孃科,但較溫和,適合長時間使用。

■**迷迭香精油(Rosemary)**:有很好的抑菌作用,可增強個人免疫力。

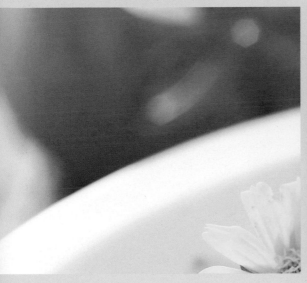

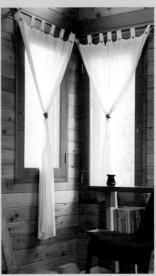

magic

1 鼻塞、打噴嚏時：可以先用兩手食指壓住鼻翼兩側，上下來回的搓揉，並用抗過敏按摩油（尤加利2滴、薄荷2滴，加上5ml的葡萄籽油），按摩鼻翼兩側及加強迎香穴及印堂穴（見P.23）等處，有通鼻開竅的作用。

你也可以在口罩或是乾淨的手帕上，滴上尤加利1滴、佛手柑2滴，然後蓋住口鼻，一來可使吸入的空氣溫熱，減少溫差的刺激；二來可以淨化進入鼻腔的空氣，並緩解鼻黏膜腫脹。

2 蒸氣吸入法：在裝有熱水的臉盆中，滴入茶樹2滴、尤加利2滴、薑5滴及薄荷2滴，將臉靠近臉盆，呼吸擴散出來的精油熱氣，並用毛巾蓋住頭與臉盆，避免熱氣散出。這個方法能夠有效緩解鼻子過敏症狀，可經常使用，但要注意的是，要小心保持距離、避免燙傷。

3 淨化室內空氣：利用精油擴香器，可降低空氣中的塵蟎量，對鼻塞者來說，具有很好的通暢作用。適用的精油有：尤加利、綠花白千層、百里香、迷迭香等。

4 居家清潔：將30滴精油（迷迭香、綠花白千層、尤加利各10滴）滴入裝有300ml自來水的噴頭瓶中，可用於地板、桌面的清潔。

此外，家中最好不要鋪地毯，也避免裝設厚重的窗簾布，這些東西是最容易藏污納垢、引起塵蟎。

Youngster
青少年護理

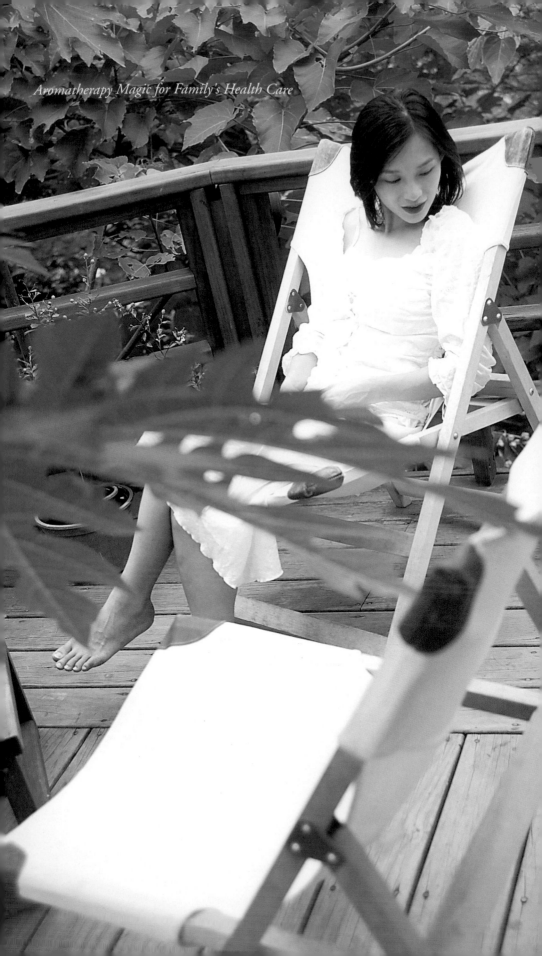

Woman
女性護理

> **經痛**　月經來潮時，最常見的症狀就是經痛。改善經痛的方式，首重讓經血排出順暢，並且緩和子宮過度收縮，如果經痛的時間持續整個經期，或是伴隨腹瀉的症狀，就需要至婦科門診做徹底的檢查。
>
> 　　在沒有任何婦科疾病的情形下，針對偶發性的經痛或經期的下腹悶脹，你可以使用以下方式，逐步改善體質。

✽ 適用的精油

■ **馬鬱蘭精油（Majoram）**：有溫暖、止痛、鎮定的效果，尤其對於經期的疼痛、失眠、情緒焦躁，有很好的平緩效果。

■ **玫瑰天竺葵精油（Rose Geranium）**：能調節荷爾蒙分泌，適用於經前及經期的下腹腫脹疼痛，能減少體內水分滯留，並有暖身、助循環的功效。

■ **快樂鼠尾草精油（Clary sage）**：對肌肉有溫暖及抗痙攣的特性，故能緩和子宮平滑肌的收縮，減緩經痛的發生。

魔法配方 *magic*

1 月經前期及月經期：建議先試試玫瑰天竺葵單方，或是用玫瑰天竺葵、馬鬱蘭加快樂鼠尾草，以3：2：1的比例，與甜杏仁油、月見草油（3：1）調和而成的基底油做搭配，環形按摩下腹部。

2 經血量過多時：絲柏3滴、杜松莓2滴，搭配葡萄籽油5ml，調和成按摩油，按摩下腹部，以緩和出血量。

3 婦科疾病所造成的疼痛：疑似因子宮內膜異位、巧克力囊腫等婦科疾

病，所造成的疼痛，輕微的可用玫瑰
天竺葵單方來按摩，以緩解疼痛；情
況嚴重者，還是需要請教婦科醫師。

4 減輕經痛小動作：正面臉朝下，胸
部貼在地面或是床上，屁股抬高，使
大腿與小腿成90度角，（一次進行3
～5分鐘）。每日進行一次到兩次，持
續一段時間，可調整子宮因前傾或後
傾所造成的經痛。

5 飲食禁忌：一般在月經期間，食慾
都不太好，對於容易出現經痛者，也
要盡量維持三餐的正常飲食。食物應
以溫熱為主，不要吃冰或冰的飲料。
食物中的西瓜、水梨、白菜、白蘿
蔔、苦瓜、番茄、橘子、柚子、椰
子、葡萄柚、綠茶等，較涼性的食物
也最好避免；忌吃生冷、油膩、酸澀
的食物，以免阻礙氣血暢通。

除了上述須忌口的食物外，月經期
間不妨多喝熱薑湯，有助於經期的血
塊順利排出，減少疼痛。做法是：用
3、4片生薑加上適量的紅糖，煮成紅
薑湯，當開水來喝。

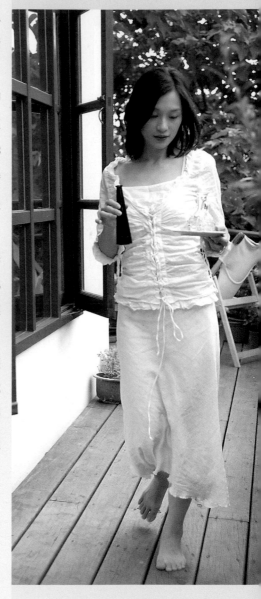

白帶、陰道感染 女性的陰道平時就是保持在一種溼潤的狀態，而且本來就會有一些少量、透明、接近白色、無臭的分泌物，這種黏液就稱為「白帶」。

正常情況下，白帶是無臭、無色、接近淡色，而且也不會引起陰道搔癢的。但若遇到體溫上升或不透氣的環境下，很容易就讓陰道成了細菌滋生的溫床，所以，當陰道分泌物增多、出現顏色或氣味的改變，甚至引起陰道搔癢等情況時，你就必須做好抗菌的防護，以防感染擴大。

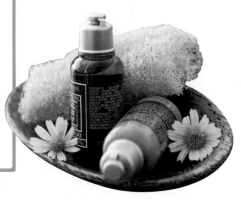

✳ 適用的精油

■ **香桃木精油（Myrtle）**：與茶樹、丁香、尤加利同屬於桃金孃科的抗感染類植物，但香桃木的質地更溫和，更適用於黏膜組織的部位。

■ **綠花白千層精油（Niaouli）**：與香桃木同屬桃金孃科，也是一種溫和的抗菌劑，不但適合敏感部位，也適合小孩及大人使用。

■ **廣藿香精油（Patchouli）**：有更好的抗炎、止癢的功效，對陰道黏膜也有適度的保濕作用，可避免過度乾澀，造成性交時的不適感，甚至引發破皮搔癢。

 magic

1 隨身噴劑：你可以將茶樹5滴、廣藿香10滴，加上茶樹晶露50ml，製成隨身噴劑，平常如果太癢，可在上過廁所後，噴灑會陰部。

2 局部坐浴：陰道感染嚴重時，最好不要泡澡，但可坐浴。在臉盆內滴入茶樹、薰衣草、紅檜、扁柏、廣藿香等精油（一臉盆約10滴左右，可任選3種，總數共10滴即可），浸泡15～20分鐘，既可殺菌又不會刺激黏膜，可在每天洗完澡後進行。

3 平日的保養：洗澡時，最好不要用肥皂或鹼性洗劑，清洗陰道內部，只需

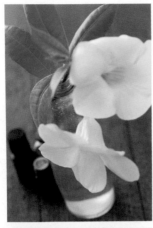

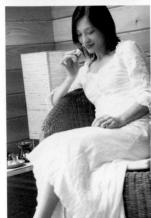

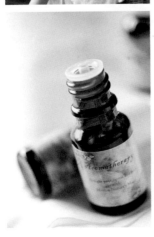

用清水沖洗外陰部即可。

平常最好穿棉質透氣的內褲,並將內衣褲與襪子分開洗。

如廁後,擦拭衛生紙的方向應由前往後擦,即由尿道口擦向肛門口的方向。

如非必要,不要使用衛生護墊,因為多加了一片護墊在內褲裡,反而增加陰道的溫度,並與分泌物更貼近,更容易造成感染。如果已經習慣用衛生護墊,也要記得每兩個小時更換一次。

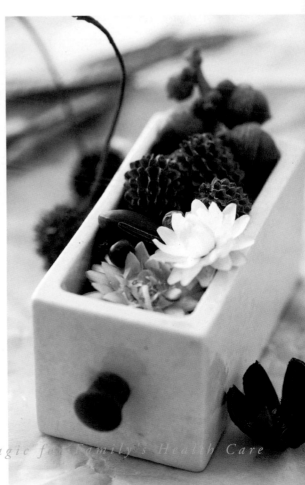

經前症候群 很多女性在月經來臨前，容易出現莫名的易怒、暴躁、悲傷、敏感、失眠、焦慮等情緒，生理上也特別容易出現熱潮紅、頭痛、噁心、倦怠、青春痘、皮膚粗糙，胸部腫脹、身體浮腫、便祕、腹瀉等徵狀。但只要月經一來，這些情況好像又會自然消失，這是因為體內動情激素在月經來臨前會達到最高峰，月經來臨時則結束，而其所造成的種種不適又稱為「經前症候群（PMS）」。

PMS稱不上是一種疾病，多數時候，藥物治療不如心理調適來的有效，所以，如果在日常生活中，能做好自我調理，是可以讓你輕鬆度過月經前期，避免PMS的發生。

✳ 適用的精油

■ **茴香精油（Fennel）**：含有雌激素的作用，能平衡荷爾蒙的分泌。

■ **玫瑰精油（Rose）**：有花類精油之王之稱，主要作用在生殖系統的平衡，對於情緒的安撫、自律神經的平衡，非常有效。

■ **玫瑰天竺葵精油（Rose Geranium）**：具有暖身、促進黃體素分泌的作用，對於經期不準、經期畏寒、子宮寒冷，具有調理的功效。

 magic

1 經前護理：在月經來臨的前一週，用玫瑰精油3滴、玫瑰果油5ml調和而成按摩油，按摩下腹部，可緩和經期的不適。

2 改善經前腫脹：將玫瑰天竺葵2滴、茴香1滴、甜杏仁油5ml，按摩下腹部、胸部及腿部，可改善月經前的下腹腫脹、胸部滿脹疼痛及腿部水腫。

3 日常生活調理：月經來臨前的三餐飲食要正常，應以少鹽、少調味料的食物為主，也可多多補充維生素A、維生素B6、維生素E和鈣、鎂、鋅等礦物質，可有效緩解經前症候群。

多休息、不熬夜，每天維持運動的習慣，則可促進血液循環、幫助新陳代謝。此外，還應學習如何放鬆心情、尋求紓解壓力的方法，這類的情緒管理是非常重要的。

不孕　生活在緊張壓力的環境下，加上食物中化學農藥的殘留、空氣的污染，使得婚後男女的受孕機率大幅下滑。除了一般生理因素，如：女性罹患子宮、卵巢方面的肌瘤或是輸卵管堵塞，男性則可能是因為精索靜脈曲張，導致精蟲品質不良外，大多數的不孕症都是原因不明的。

　　多數的不孕夫妻常會在換了環境或是度假時意外懷孕，這就是心情放鬆、孩子自然來的道理，所以，如果你的不孕不是因為生理因素的關係，是可以藉由精油來放鬆心情、活絡生殖系統的血液循環，並幫助受孕。

✳ 適用的精油

■**岩蘭草精油（Vetiver）**：具有很好的情緒鎮定作用，可促進末稍血液循環，刺激感官。

■**茉莉精油（Jasmine）**：茉莉是印度最早用於行房時助興的精油，其精油中所含的催情激素，有助身心達到性的協調與活力。

■**依蘭精油（Ylang Ylang）**：依蘭的效果與茉莉類似，唯使用依蘭時，一次不可超過2滴的劑量。

1 活絡生殖系統：將茉莉2～3滴，與基底油5ml混合，用於後頸部、下腹部按摩。對女生而言，可以促進女性荷爾蒙分泌、健全卵子的成熟；對男生來說，可增進精子的活動力。此外，茉莉的氣味芳香，具有舒壓、轉換情緒的作用，是求子心切的夫妻們一項不錯的選擇喔！

2 舒緩情緒：岩蘭草3～4滴、依蘭1滴，用於擴香，可舒緩下班後的疲憊，使情緒獲得適當的紓解，同時也有助性的效果。

3 飲食調節：男性平常可多吃韭菜、蝦、牡蠣等食物，因為這些食物中含有鋅、維他命E，有助於生殖機能的健全，增進精蟲的活動力。

　　此外，男女雙方都要多運動，尤其是長時間坐在辦公桌前，一定要多運動下半身，不但有助於骨盆周圍的血液循環，對於情緒的放鬆也很有幫助。

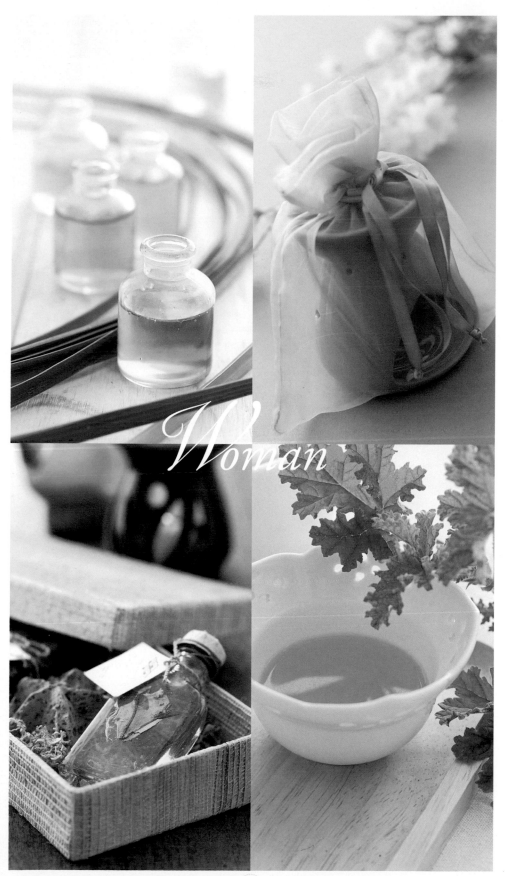

Woman

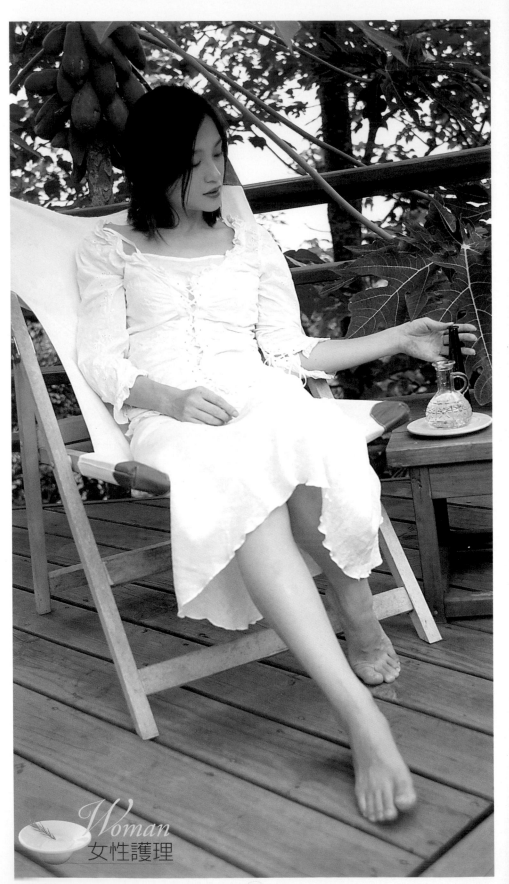

Woman
女性護理

懷孕　懷孕中的媽咪與腹中的胎兒不但是營養共同體，生理與情緒反應也息息相關，因此，隨著胎兒慢慢的成長，不同時期，媽咪也會有不同的生理反應。

　　雖然一般人對於孕婦使用精油，仍持較保守的態度，擔心懷孕的母體與胎兒無法承受精油的濃度，或是精油在體內堆積會造成不良影響，不過，只要小心使用，注意劑量，懷孕的媽咪仍可藉著精油，來減緩懷孕所造成的不適。

　　懷孕時期使用的精油必須限制其濃度，每日使用以不超過6滴為限，且以擴香法較為安全，此外，則可依懷孕的不同時期，做不同的身心護理。

✱ 適用的精油

■**甜橙精油（Orange）**：甜甜的水果香，有助於情緒的提升，也可增進食慾、幫助消化，改善懷孕早期的噁心現象。

■**綠薄荷精油（Spearmint）**：與薄荷一樣有清涼的嗅覺感受，但不含薄荷腦，對於孕婦來說，是較為安全的精油。

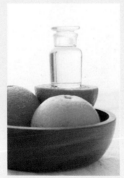

■**葡萄柚精油（Grapefruit）**：酸中帶甜的水果香，與甜橙作用相同，都可以提升情緒與活力，克服焦躁，對於懷孕中期的下肢水腫，也有緩解的作用。

1 懷孕前期（6～12週）：有的準媽咪會出現害喜、反胃、噁心等現象，讓懷孕的欣喜之情大打折扣，這時可使用氣味酸甜的精油，如甜橙、葡萄柚、佛手柑、檸檬等，既能開胃，又可撫慰初期晨吐的情緒困擾，由於安全度高，最適合準媽咪使用。

■**精油配方**：甜橙3滴、綠薄荷3滴，或是葡萄柚3滴加綠薄荷3滴，用於擴香法。

2 懷孕中期（16～28週）：這個時期的準媽咪隨著腹中胎兒漸漸茁壯，隆起的腹部也漸漸出現妊娠紋與搔癢感，乳房也有明顯的脹滿感。

　　肚皮的部分，可使用甜杏仁油或玫瑰果油來按摩，以緩和皮膚的緊繃感，也可減少搔癢及日後的色素沈澱。

　　另外，可以用橙花2滴加甜杏仁油（玫瑰果油）10ml，按摩肚皮及乳房，預防肚皮搔癢及妊娠紋。

3 懷孕後期（28～40週）：隨著懷孕週數漸增，胎兒漸漸變大，母體的子宮位置下降，容易出現下背痛與下肢循環受阻，有的人會因而造成下肢水腫。

　　如果有下背痛的現象，可使用羅馬洋甘菊3滴加甜杏仁油5ml，來按摩下背，可舒緩疼痛感。如果有腿部水腫現象，則建議在溫水中加入絲柏3滴，浸泡雙腳，可幫助下肢血液回流，緩和腿部的水腫不適。

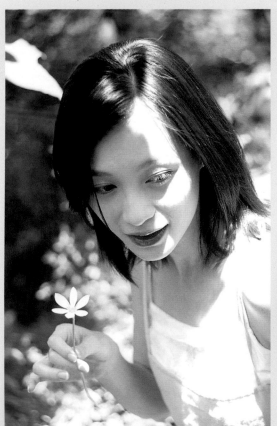
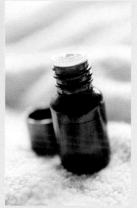
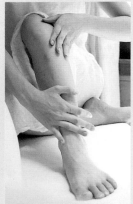

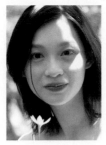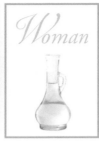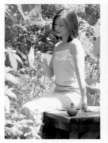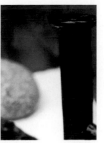

妊娠紋 孩子生完了，肚子也像消了氣的氣球一樣，縮了回去，但卻留下滿肚子的紋路與線條，這對剛生完產的媽咪來說，是除了身材恢復之外的另一項困擾；剖腹產的媽媽則又比自然產的媽媽多了一道術後疤痕要傷腦筋了。

該如何將這些色素沈澱一網打盡呢？這時，維他命C及B含量較多的玫瑰果油，搭配可淡化色素的精油，不但具有淡斑效果，還可以幫助傷口癒合，促進皮膚細胞增生。

✳ 適用的精油

■**薰衣草精油（Lavender）**：促進皮膚新生，少量使用有止癢的功效。

■**橙花精油（Neroli）**：有促進皮膚新生、淡化色素沈澱的功效。

■**茉莉精油（Jasmine）**：是一種高效能的美容保養品，對於皮膚的美白、淡斑、保濕，都有多重功效，此外，茉莉還具有雌激素的作用，能幫助產後的子宮收縮與修復。

1 妊娠紋的預防：在懷孕5、6個月、肚子急速變大時，皮膚會出現乾燥、搔癢的現象，這時就應該開始保養了。建議可單純使用甜杏仁油或玫瑰果油，輕輕的按摩肚皮，既可滋潤皮膚，也可緩和肚皮擴大時，所出現的白色線條。

2 產後退斑：生產完後，可以加入一些精油，幫助皮膚新生、加速退斑。玫瑰果油2ml、甜杏仁油8ml，加入精油（甜橙花5滴、茉莉2滴、葡萄柚2滴），混合後，按摩肚皮，按摩油可直接吸收，不需要洗掉。薰衣草2滴、橙花3滴、茉莉2滴，加在甜杏仁油10ml中，輕輕按摩肚皮，可消退剖腹後的疤痕。

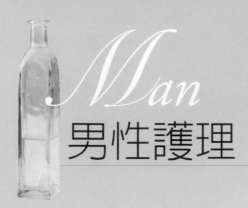

男性護理

掉髮、禿頭 再怎麼不在乎外表的男生，也很難不關心一下自己的頭髮密度，不幸的是，生活中充滿太多「禿頭因素」：來自工作上的壓力、荷爾蒙失調、過多的污染原，或是用了品質太差的洗髮精等，都可能會造成長、短期不同的落髮現象，更別提遺傳所致的雄性禿了。

其實頭髮細胞也是有生命、需要保養的，如果能夠給予充分的照料，還是可以提高頭髮的強度與韌性。

✱ 適用的精油

■ 雪松精油（Cedar wood）：具有刺激頭髮細胞生長的作用，並可使髮絲烏黑亮麗。

■ 快樂鼠尾草精油（Clary Sage）：可活絡毛囊細胞，對於年輕型掉髮或是剛掉髮不久的頭髮，具有促進新生的作用。

■ 迷迭香精油（Rosemary）：適合油性頭皮，可排除頭皮毛囊阻塞，回復頭髮正常的代謝功能。

1 自製精油洗髮精： 將快樂鼠尾草10滴、雪松15滴、迷迭香10滴，調入無香精洗髮精100ml。

你也可以每次洗髮時調入精油。做法是：先擠出一次洗頭的洗髮精用量，然後滴入精油，長髮者精油總數10～15滴，短髮者則5～8滴，用手指將洗髮精調勻即可。

剛調入精油的洗髮精會呈現混濁狀，靜置一段時間後，又會回復透明狀，有些精油甚至會讓洗髮精出現水解現象，不過這些都是正常狀況，

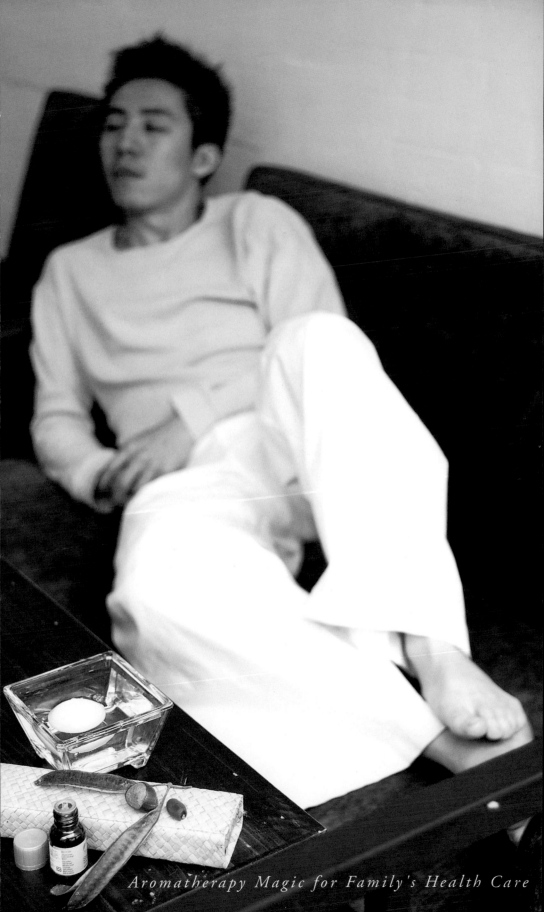

Aromatherapy Magic for Family's Health Care

而且也無損它的清潔效果。

2 慎選洗髮精：許多清潔劑、洗髮精是以SLS做為乳化劑，這是一種陰離子介面活性劑，它可在洗滌過程中，產生大量泡沫，並具有洗淨油脂的效果，因此被廠商廣泛使用。但由於具有毒性，長期使用容易造成嚴重掉髮，所以，選購洗髮精時，最好選擇成分單純、沒有添加保濕劑或去屑成分，甚至是完全不含香精的洗髮精。

其他像染髮、燙髮所使用的藥劑，以及定型用的髮膠等，都是讓毛囊、髮根及頭皮堆積化學物質的殺手。所以，治本之道應該是換掉不合格的洗髮精，並徹底洗淨頭皮上的殘留物質。

腰痠背痛 別以為少動少痛，可以儲存體力，雖說過度的操勞、不當的運動，會傷及筋骨，但若是缺乏適當的活動，加上長期的姿勢不良，也很容易造成腰痠背痛。

一般人一有腰痠背痛的毛病，就認為是因為年紀到了，理所當然的現象，其實，如果你懂得保養，並給予適當的調理，可以在早期就免除腰痠背痛的困擾。

✳ 適用的精油

■**薑精油（Ginger）**：可活絡身體局部的血液循環與關節的活動力。

■**杜松莓精油（Juniper berry）**：對於關節，尤其是腰椎部位，具有減壓止痛的效果。

■**德國洋甘菊精油（G.Chamomile）**：對於長時間姿勢不良所造成的神經壓迫，具有止痛、消炎的作用。

1 緩解腰痛：腰痠時，可用德國洋甘菊2滴加杜松莓精油2滴與基底油5ml混合按摩腰椎兩側（平常久坐或久站之後，自己都可以按摩）。

2 按摩腰肌法：用雙手的食、中、無名指指腹於腰椎兩側約1公分的位置上，緩慢的按摩，每分鐘約按摩120次左右，按摩2分鐘即可。

　　雙手叉腰，拇指在後，拇指指腹緊壓在腰部腎盂穴（見P.23）上，自上而下，緩緩移動，並要均衡且持續的施壓，如此反覆20次，此法能使筋肉得以舒展。

　　雙手叉腰，拇指在後，拇指指腹抵著腰部骶棘肌脊椎緣，然後由內向外用力扣撥，反覆50次，此法可緩解腰肌痙攣，具有消除腰肌疲勞的作用。

3 選擇適當的床椅：大多數的腰痠背痛來自於姿勢不正確，因此，選擇符合人體工學的床或座椅，讓脊椎得到適當的支撐，腰背才能真正的休息，這方是根本之道。

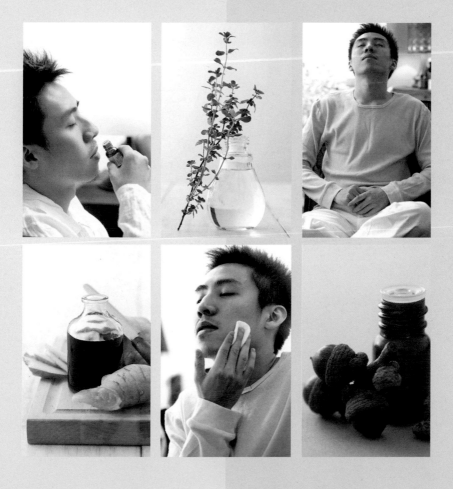

香港腳　長時間將腳包在密不透風的鞋子裡，或是遇上氣候潮濕、季節轉換的時候，有些人的腳趾縫間會出現一顆顆的水泡狀癢疹，一旦用手抓，往往把水泡抓破，甚至會出現越抓越癢越氾濫的情況，這就是我們熟知的「香港腳」。

✽ 適用的精油

■ **綠花白千層精油（Niaouli）**：氣味及作用都較為溫和，適合敏感性及輕劑量的人使用。

■ **茶樹精油（Ti tree）**：桃金孃科的植物是抗黴、抗菌、防感染的第一高手。

■ **馬鬱蘭精油（Majoram）**：對抗黴菌感染尤其有效。

■ **廣藿香精油（Patchouli）**：具有抗炎性及收斂性，對於已感染、且有水泡的傷口特別有效。

1 乾癬型（角質增厚）香港腳：建議使用浸泡的方式，每天進行。

在臉盆裡放滿溫水，加入共約10滴左右的精油（可選擇茶樹、馬鬱蘭或綠花白千層，可兩兩搭配或單方使用），浸泡10～15分鐘後擦乾，再塗上醫生開的外用藥。

2 水泡型香港腳建議：使用茶樹10滴、馬鬱蘭5滴，加上杜松莓5滴，局部浸泡雙腳，此配方具有很好的收斂、止癢效果。

如果針對傷口直接塗抹精油，則以茶樹為第一選擇，塗抹後，可撒上一些爽身粉，保持腳趾縫的乾爽。

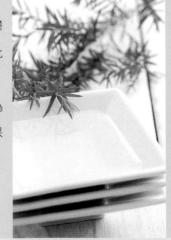

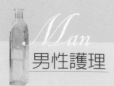
男性護理

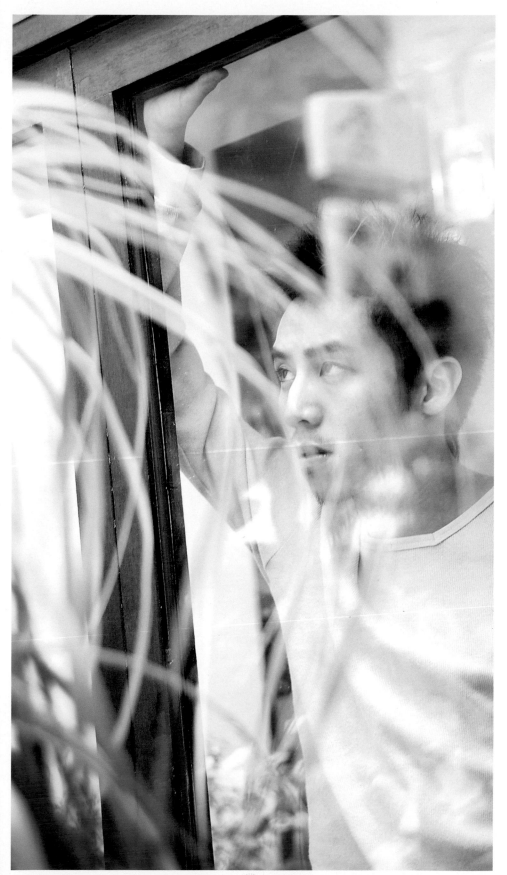

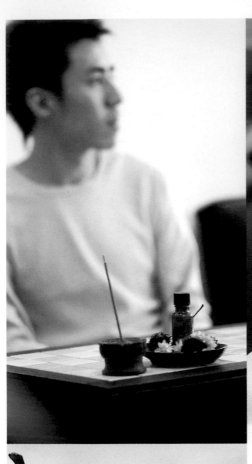
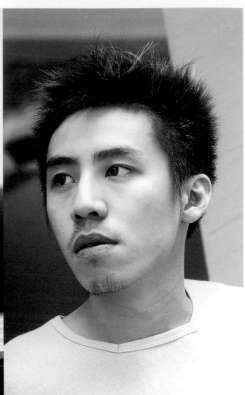
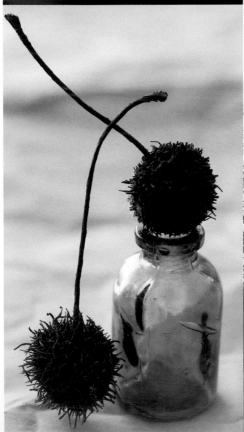
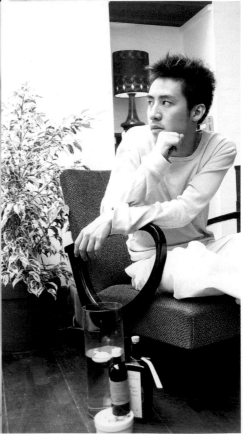

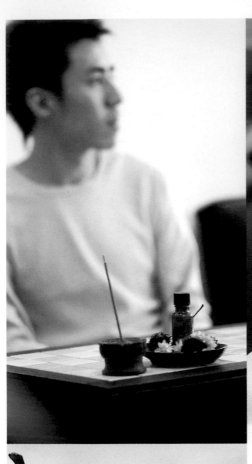

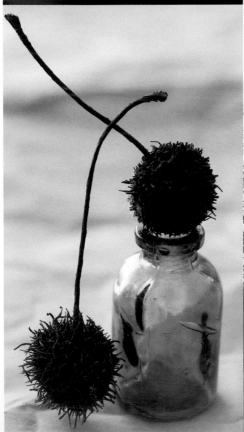
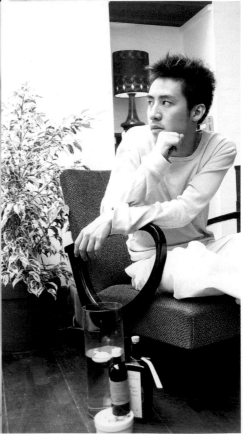

> **便祕** 人之所以會便祕,是因為吃進去的食物在體內經過消化吸收後,無用的廢物本應由大腸排出體外,但這些廢物在該排出的時候沒有排出,留在大腸內,大腸會將其水分再吸收,使得廢物中的毒素也隨之吸收至體內,不但阻礙了新陳代謝,還會影響整體的免疫力。
>
> 許多上班族常因工作忙碌,錯過了排便時間,或因久坐久站,使腸胃蠕動變慢,新陳代謝因此失序。如果長期排便困難,經常需要用力解便,有的人甚至會引發痔瘡的產生。因此,有便祕困擾的你,除了要改善生活方式外,還可運用精油來解決惱人的便祕問題。

✳ 適用的精油

■ **芫荽精油（Coriander）**：刺激的辛香味,具有促進腸胃蠕動、幫助排便、排氣的作用。

■ **黑胡椒精油（Black Pepper）**：作用與芫荽雷同,但效果較芫荽強烈。

■ **檸檬香茅精油（Lemongrass）**：刺激迷走神經,幫助腸胃蠕動,促進胃酸分泌,幫助消化。

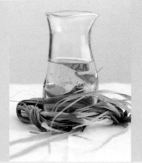

1 促進腸胃蠕動：睡前將芫荽2滴、黑胡椒3滴、檸檬香茅2滴,加上基底油10ml,以順時針方向按摩肚臍周圍,就算平時沒時間運動,這樣的按摩對於促進腸胃蠕動也很有幫助。按摩後,躺在床上,上身平躺,兩膝曲起,兩腳離地,將曲起的大腿靠近肚皮,雙手環抱住小腿,維持約10～15分鐘,可有效促進腸胃蠕動,幫助隔天的排便,不過,應避免在剛吃飽飯後的1小時內進行。

2 舒緩括約肌：洗澡的時候,可以用蓮蓬頭對著肛門口,用溫水沖約2分鐘左右,可以舒緩肛門括約肌,對排便也很有幫助。

3 藥物飲食治療：若解便仍很困難的話,可以搭配醫生開的軟便劑,盡量不要灌腸,以免養成依賴性。此外,飲食上也應注意,要多喝水（一天最少要2,500ml的水）,多吃青菜、水果,少吃肉,還有早餐一定要吃!

宿醉　喝酒是一般人交際應酬的活動之一，很多人藉著小酌來打開話匣子、熱絡感情，也有人是藉著喝點小酒來忘卻煩惱。雖然偶爾的小酌可以怡情、可以禦寒、可以活絡血液循環，但若不慎喝多了，或是逞強貪杯，酒醉的後遺症可是會馬上顯現的。

　　除了頭昏腦脹，有些人會因為血中酒精濃度過高，而出現噁心、嘔吐的現象，要不就是隔日的頭痛欲裂，無法集中注意力。所以，該如何快速的擺脫酒醉後遺症，並且幫助肝臟代謝酒精，是經常喝酒的人不可忽略的問題。

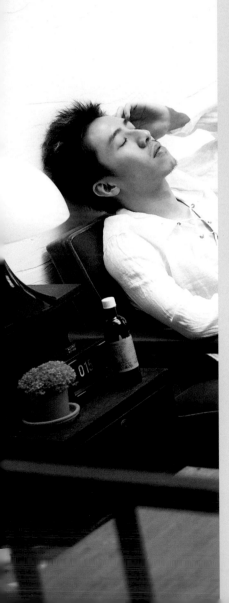

✳ 適用的精油

■ **薰衣草精油（Lavender）**：可改善頭痛，並加速肝的代謝。

■ **薄荷精油（Peppermint）**：清涼具有穿透力的薄荷，可以緩解酒後的噁心、嘔吐。

■ **薑精油（Ginger）**：薑溫暖的特性及止嘔的作用，可以緩解腸胃不適。

■ **德國洋甘菊精油（G.Chamomile）**：對肝有解毒、消炎的作用，對於輕微的肝損傷，可加速肝細胞修復。

魔法配方 *magic*

1 輕微的酒醉：酒後回到家中最好泡個溫水澡，在浴池中加入薰衣草3滴、德國洋甘菊2滴，可緩解頭痛，並幫助肝臟及體力的恢復。

2 酒後昏沈：酒後若出現昏沈狀態，千萬不可泡澡，若有頭痛現象，則可將薰衣草精油2滴，滴在溫熱的濕毛巾上，濕敷額頭部位。

3 幫助醒酒：酒後可多喝一些甜湯及水果，如西瓜汁、綠豆湯、薑湯等，不但可以加速酒精代謝，也可以幫助醒腦。或是用薑3滴、薰衣草2滴，用於擴香，可緩解宿醉後的昏睡狀態。

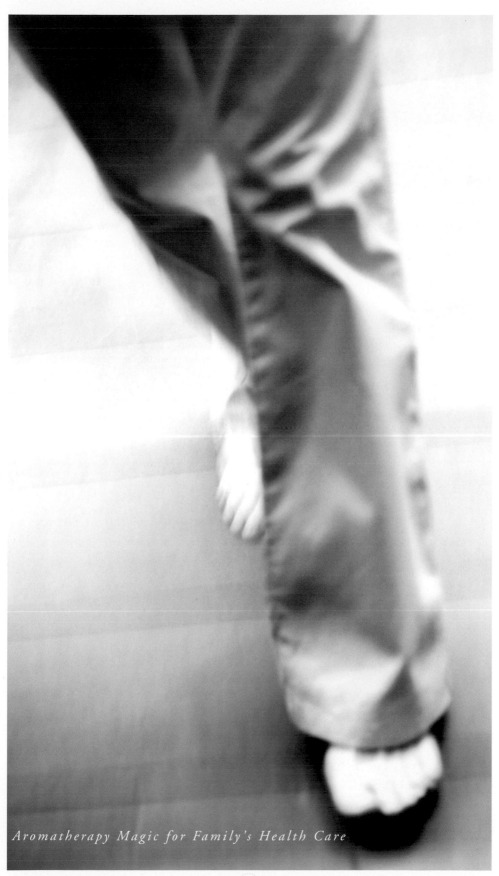

Aromatherapy Magic for Family's Health Care

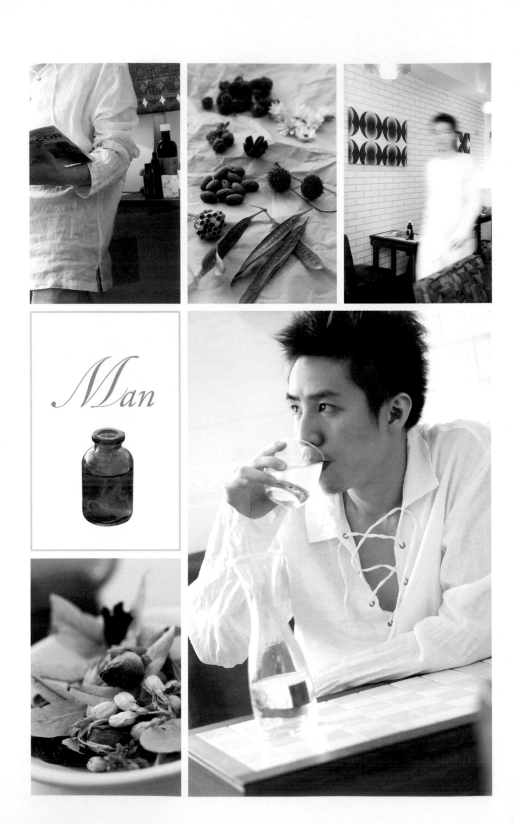

Man

時差 經歷過長途旅行的人大概都知道，那種疲勞困頓是難以言喻的，因為長時間擠在窄小的機艙座椅內，很容易因為下肢循環受阻，而出現腳腫、腳麻、疼痛等情況。

對於經常往來國際的空中飛人而言，長途飛行幾乎成了生活的一部分，而每每下飛機的頭幾天，總會出現白天昏沈嗜睡，夜晚生龍活虎的反時差現象，不但攪亂了生理節奏，也讓工作效率大打折扣。

因此，建議你不妨在下次搭飛機前，先準備幾種適合的精油，讓你旅途中少些痛苦、多些舒適。

✽ 適用的精油

■ **薰衣草精油（Lavender）**：可緩解頭痛、頭昏的不適症狀。

■ **天竺葵精油（Geranium）**：促進血液循環，可緩解因血液循環不暢，所造成的水腫及麻痺感。

■ **絲柏精油（Cypress）**：可收斂下肢水腫，並使呼吸道舒暢。

魔法配方 *magic*

1 避免因久坐所造成的腳踝水腫：在飛機上應盡可能的起來走動，更換姿勢，保持血液暢通。也可用天竺葵2滴、絲柏3滴，加上甜杏仁油7ml，按摩腿部（由腳趾、腳踝往上按摩至膝蓋處）。

2 解除頭暈頭痛：假如到達目的地的時間是白天，而你還有一些會議要開，這時最好在快下機的前30分鐘，倒些薰衣草精油，按摩後頸部及太陽穴（見P.23），可減緩長途旅行所造成的頭暈頭痛。

3 解除疲勞：到達目的地後，如果剛好是晚上，不妨泡個溫水澡，解除一身的疲憊，同時也有助於入眠。用薰衣草3滴、天竺葵2滴，滴入裝有溫水的浴池中泡澡，可使全身血液循環舒暢，並能安撫情緒。

4 不喝含咖啡因或酒精的飲料：為避免到達目的地時過於疲勞及水土不服，在飛機上，盡量不喝含有咖啡因或酒精的飲料，只喝白開水及柑橘類果汁，因為酒精類飲料只會讓身體呈現脫水狀態。

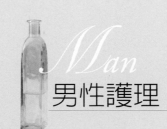

Man 男性護理

Graybeard

銀髮族

> **更年期症候群** 有人說：「更年期的媽媽，比青春期的子女更難伺候。」不但心情跟氣候一樣多變，還總是為身體的盜汗、疲勞、皮膚發癢、失眠等狀況，動不動就發怒，要不就是這兒痠、那兒痛的，疑心自己罹患了什麼不治之症，這種種失常的行為，其實總歸一句話：「都是荷爾蒙惹的禍」。

✳ 適用的精油

■**羅馬洋甘菊精油（R.Chamomile）**：洋甘菊精油含有藍烴成分，具有抗過敏、抗炎、止痛的作用，可以對抗更年期婦女容易引發的皮膚搔癢，改善頭痛、神經痛等不適。

■**快樂鼠尾草精油（Clary sage）**：可促進雌激素的分泌，對於更年期婦女陰道乾澀的問題有緩解作用。唯獨乳房腫瘤、乳癌高危險群患者不可使用。

■**茴香精油（Fennel）**：可促進雌激素的分泌，並可刺激淋巴系統排除廢物。唯獨乳房腫瘤、乳癌高危險群患者不可使用。

■**絲柏精油（Cypress）**：有助於體液的排除，可以改善浮腫、出血、多汗等現象。可改善更年期的臉部潮紅、荷爾蒙不平衡、卵巢功能異常，也可對抗鬆垮的橘皮組織，幫助傷口癒合。

■**乳香精油（Frankincense）**：可緩和呼吸速度，對於更年期婦女的心悸、情緒起伏，有緩和平穩的效果。

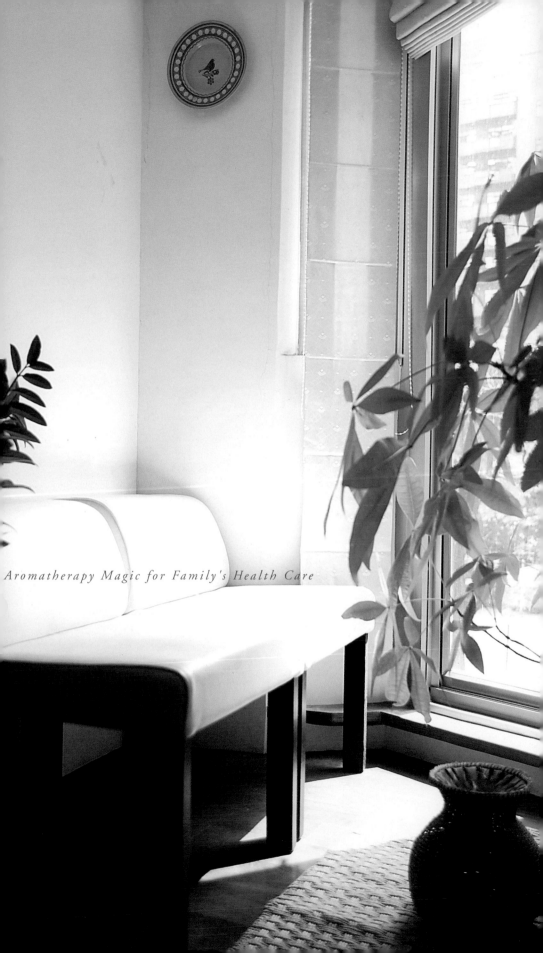

Aromatherapy Magic for Family's Health Care

魔法配方 *magic*

1 安撫身體與情緒上的失調：經期前或更年期時，將上述精油任選一種，使用4～6滴，用溫水泡澡約10～15分鐘，有助於更年期種種失調與不適症狀，對於神經痛、頭痛、精神燥鬱、易怒，都有安撫的作用。

2 改善更年期的皮膚狀況：將羅馬洋甘菊、乳香各2～4滴，加入10ml的基底油中，洗澡後，做全身的護膚按摩，可以舒緩因荷爾蒙失調所引起的全身搔癢、過敏、乾澀等症狀。

3 調和低落的情緒：平時可將乳香、羅馬洋甘菊、薰衣草、檀香等，做為擴香薰香使用，可協助因女性賀爾蒙失調，所造成的情緒低迷。

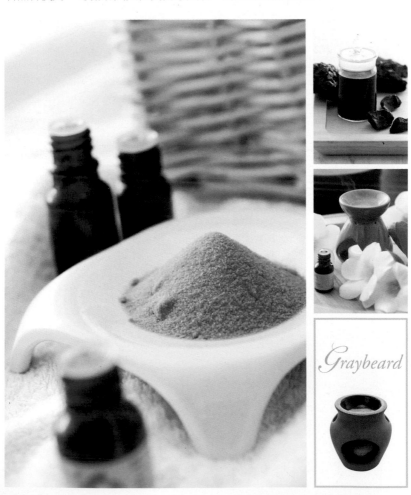

足部乾裂、創傷

年紀大的人，腳部特別容易出現硬皮、皮膚乾裂，或是因為硬皮、雞眼處理不當而造成傷口，這些都是因下肢血液循環不順暢所導致的。你可別小看這些傷口，若是發生在糖尿病患者身上，些微的足部創傷，都有可能引發嚴重的足部疾病，甚至還有截肢的危險。

所以千萬不要忽視足部的健康，除了要每天仔細清潔足部外，還應檢查是否有傷口、潰瘍、紅斑、腫脹，或是指甲受到感染等問題，並要給予適當的滋潤及抗菌，才能算是好的足部護理。

✱ 適用的精油

■ **甜橙精油（Orange）**：可軟化角質，對於腳底的厚皮有柔軟、預防裂傷的作用。

■ **沒藥精油（Myrrh）**：有助於腳上傷口的癒合，可抑制黴菌，對於灰指甲及腳底乾癬很有幫助。

■ **薰衣草精油（Lavender）**：具有軟化角質、促進傷口癒合的作用。

■ **茶樹精油（Ti tree）**：可抑制黴菌，預防感染。

1 足部護理：在裝有4,000ml溫水的水盆裡，滴入甜橙3滴、薰衣草2滴，浸泡雙腳，以軟化角質。

若有雞眼及結繭，可利用浮石，與皮膚溫和的摩擦，方向要一致，以免劃破皮膚，此法可使雞眼及結繭處的皮膚變得平滑。

擦乾腳後，可在足底皮膚較乾硬的地方，拍上一些玫瑰晶露或是橙花晶露，然後再抹上由薰衣草5滴、甜橙5滴、沒藥2滴，與10ml甜杏仁油、3ml月見草油，調和而成的按摩油，按摩腳底，並在腳底及趾間撒上痱子粉，保持乾燥。

2 保持足部的血液流通：當你坐下來的時候，把腳抬起來，動動腳趾5分鐘，每天進行2～3次。

上下左右轉動你的足踝，可促進足部及腿部血液的流通。

注意不要長時間蹺二郎腿。

關節僵硬、痠痛 老年人的關節問題,主要來自關節的活動量不足,加上年紀大、關節逐漸磨損,因而產生種種不適症狀。所以,活絡關節、促進血液循環、增加骨質新生,是改善關節病痛的主要關鍵。

　　除了藥物及物理治療外,若能適時的利用精油按摩,也是能夠有效地促進關節血液循環、活絡骨關節與韌帶筋膜的活動力,進而減輕疼痛,緩和發炎和腫脹。

　　不過,關節僵硬可不是銀髮族的專利喔!只要是長時間的不當受力、久坐、少動,加上氣溫驟降,都有可能讓你的關節問題提前來報到。

✴ 適用的精油

■ **薑精油(Ginger)**:薑的發熱效果卓越,但因所含的薑素會使皮膚發紅,故使用上必須採取低劑量方式。

■ **樺樹精油(Birch)**:具有止痛及利尿的功效,有助於風濕及關節炎患者體內尿酸的排出。

■ **迷迭香精油(Rosemary)**:對於關節的疼痛,有止痛、抗炎及鎮定的作用。

■ **杜松莓精油(Juniper berry)**:幫助排水,可改善水分滯留在體內的問題;對於關節腫脹、身體僵硬、活動困難者,也具有減輕疼痛的作用。

1 增加關節的活動力:在寒冷的冬天,關節炎及關節容易痠痛僵硬的患者,可以利用精油進行熱水浴。在熱水中滴入迷迭香1滴、薑3滴,可減輕疼痛和腫脹。也可以利用樺木3滴、薑2滴與甜杏仁油5ml做成的按摩油,來按摩關節僵硬處。

2 關節急性發炎:當關節出現發炎症狀,如紅、腫、熱、痛等,可在冷水盆中加入迷迭香2滴、樺木2滴,配合冷敷,可以鎮痛及減少發炎反應。

3 持續的服藥:精油對於類風濕性關節炎患者的預防與恢復雖有一定的幫助,但這都是屬於輔助性治療,患者仍須與醫師密切配合,持續服藥,才是治療之道。

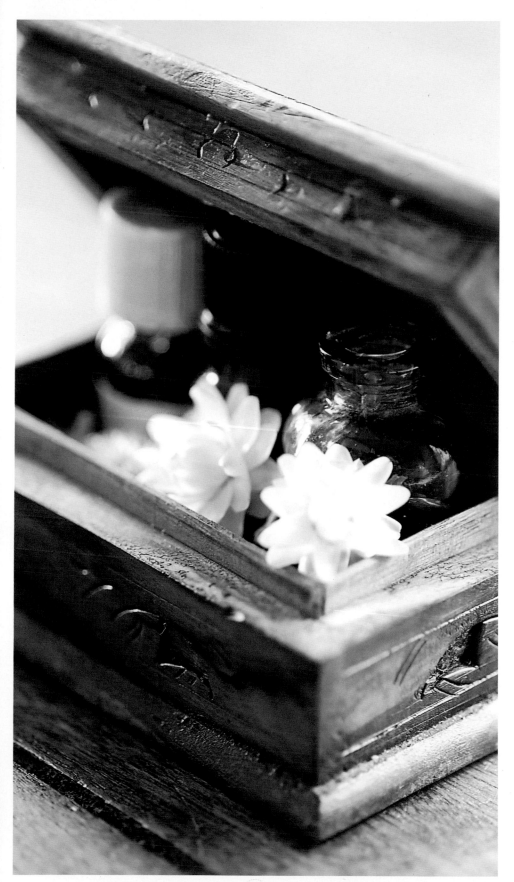

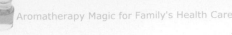

高血壓 經常感到後腦勺出現血管搏動性頭痛、頸部緊繃、呼吸急促，很可能就是高血壓的症狀了。

不過，最客觀也最確實的方式還是量血壓。當收縮壓高於140mmhg.、舒張壓大於90mmhg.，就可稱之為「高血壓」。

數據雖然客觀，但在量血壓的同時，難免會受到一些環境、情緒的影響，如亢奮、憤怒、剛跑完步、走了很久的路、剛喝過酒，或是在24小時內曾喝過酒，這種種因素都可能使量出來的血壓出現偏高的情況，這時只要稍做休息即可恢復，不需立即做降壓的處理。

✳ 適用的精油

■ **薰衣草精油（Lavender）**：具有鬆弛平滑肌的作用，有助於血管舒張，降低血壓。

■ **馬鬱蘭精油（Marjoram）**：與薰衣草作用類似，但其降壓效果更好，低血壓者不宜使用。

■ **香蜂草精油（Melissa）**：具有舒緩緊張與平緩交感神經的作用，以達到血壓的緩降。

薰衣草5滴＋馬鬱蘭3滴＋香蜂草2滴，加上：

■ **自我按摩保健法**：用兩手拇指由太陽穴揉到後頸與髮際交界處的風池穴，然後輕揉按摩一次按壓5秒，每天早晚各進行10分鐘。

從耳後的經絡沿著髮際按摩到頸椎兩側，再按摩至肩膀肩井穴的位置（此部位的按摩動作須輕柔，不可過度使力）然後輕揉按摩一次按壓5秒，每天早晚各進行10分鐘。

用食指的側面，從兩眉間印堂穴沿眉毛外緣，抹到太陽穴處，至少10遍。（以上太陽穴、風池穴、肩井穴、印堂穴位置，見P.23）

■ **緊急降壓措施**：先從右手開始，用左手的大拇指按右手掌心，並從手掌心一直向上按到指尖，然後返回掌心，直到每根手指尖都按到，然後再換左手掌。

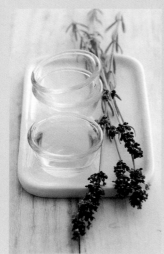
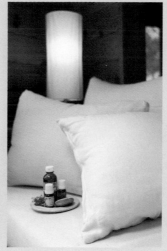
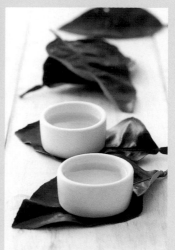

失眠　相信沒有失眠過的人一定無法體會那種又累又無法入睡的痛苦，明知隔天有許多事情等著自己去做，但就是無法讓腦中的思緒停頓下來。

　　失眠、睡不好雖然是一種普遍的文明病，也是許多身心症患者最常見的症狀之一，但因為每個人的失眠情況不盡相同，所牽扯到心理層面也相當廣泛，想要單靠安眠藥恐怕也難以解決。

　　以下有針對不同的睡眠障礙，所調配的精油配方，你不妨試試！

✱ 適用的精油

■薰衣草精油（Lavender）：可舒緩及鬆弛平滑肌，具有身心放鬆的作用。

■馬鬱蘭精油（Majoram）：與薰衣草作用類似，但能更深層的產生昏麻作用，只適合睡前使用，且一次不可超過2滴，須搭配其他精油使用。

■甜橙花精油（Naioli）：具有放鬆心情的作用，對於壓力大、愛鑽牛角尖的人最合適。

■苦橙葉精油（Petitgrain）：橙味中有種深沈的苦澀味道，可以進入深度放鬆，但不一定具催眠功效。

1 用於擴香：以下是根據不同的睡眠障礙，所調配的精油配方，使用方式以擴香為主，做法是：直接將純精油滴在枕頭上或枕巾上，如果怕會染上顏色，可以先滴在化妝棉或衛生紙上，然後置於枕頭套下，四個角各放一個。

2 入睡困難：主要與晚間或睡前的腦部活動狀態有關，通常是工作繁重或是心事重重的人。■**精油配方**：薰衣草4滴、馬鬱蘭2滴。

3 過早清醒：可能牽涉到特殊的生物節律障礙，特別是神經敏感，心神不定的人。■**精油配方**：檀香4滴、乳香2滴。

4 睡眠容易中斷：通常是因為身體某些疾病，或因某些藥物、飲料造成睡眠中斷，這種情形大都發生在經常應酬、飲食不正常、工作壓力大及用腦過度的人身上。■**精油配方**：甜橙花3滴、洋甘菊1滴。

5 淺眠：是憂鬱症或老化機轉的一部分，常見於年長者或較容易憂鬱的人。■**精油配方**：天竺葵3滴、薰衣草3滴。

6 睡前助眠小訣竅：睡前半小時盡量不處理任何思考性的事情，放一段蟲鳴鳥叫或流水聲的音樂，讓身體坐直，全身放鬆，全神貫注。

用食指按壓後頸部與髮際交界處的翳風穴、風池穴、天柱穴（見P.23）等部位，並配合呼吸吐納的節奏，進行5～10次。

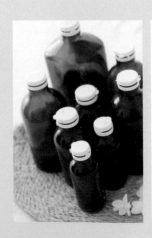
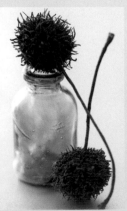
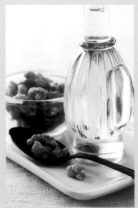

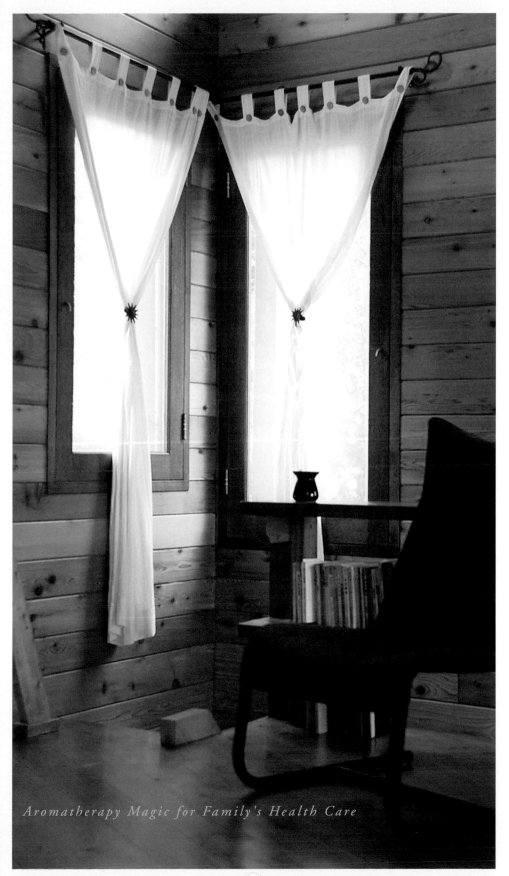

Aromatherapy Magic for Family's Health Care

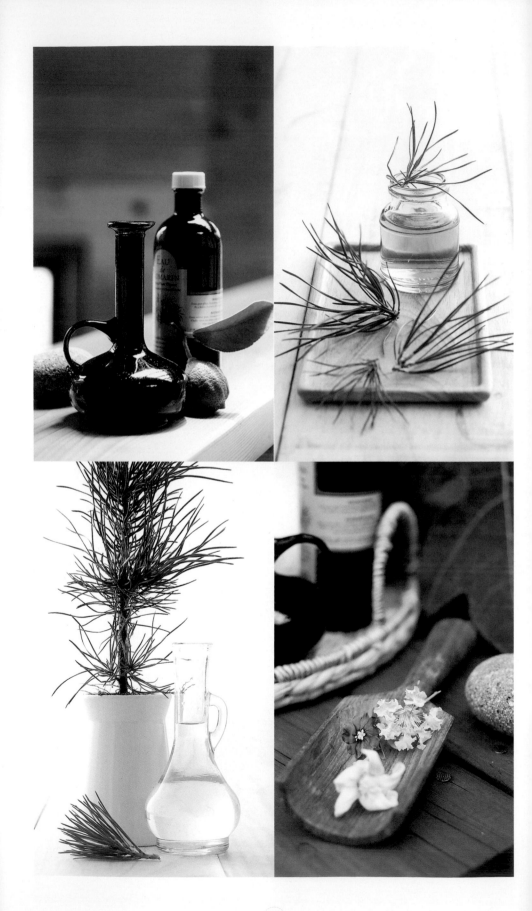

> **增強抵抗力，預防疾病** 不管是輕如感冒，或重如癌症，各種疾病都與我們自身的抵抗力脫離不了關係。如果光靠藥物，依賴外力防護，還不如提升自體的自癒能力來的有用。
>
> 然而，想要使體內的免疫系統成為最佳防護網，阻擋細菌、病毒的入侵，就必須先讓整體細胞活絡起來才行。

✳ 適用的精油

■**松針精油（Pine needle）**：木類植物所含的森林酚較多，也是一般人俗稱的「芬多精」，不但能為體內帶來負離子能量，也可讓人神清氣爽。

■**百里香精油（Thyme）**：與薰衣草、廣藿香、迷迭香等唇形科植物一樣，都能激化白血球，增強身體抵抗力。

■**雪松精油（Cedar wood）**：來自喜馬拉雅山的雪松，其豐富的雪松醇、雪松酚，具有很好的免疫力刺激做用，對於體內的免疫力提升，對抗病菌相當有幫助。

■**綠花白千層精油（Niaouli）**：桃金孃科的植物不但抗菌、抗病毒能力強，氣味也比尤加利、茶樹等更清香。

1 增強免疫力、調整體質：每天適度的運動，可增加人體腎上腺的分泌，同時還有抑制過敏的作用，對於過敏性鼻炎的改善，有不小的幫助。不過，所謂「適度運動」並不是當你覺得身體微恙，才開始努力運動，而是要養成每天30分鐘的運動習慣。

2 泡澡：泡澡可說是一種將全身肌肉、神經都放鬆的精神療法，同時也可藉由水溫，活絡關節，增加基礎代謝率。■**適合的精油有**：松針、雪松、薑、薰衣草、天竺葵，任選3種，總數以不超過10滴為限。

3 均衡的營養：多吃維他命B群與維他命C含量豐富的蔬菜水果及全穀類，這兩種維生素可有效減緩過敏現象。此外，胡蘿蔔、深綠色蔬菜中的β胡蘿蔔素，與小麥胚芽、燕麥中的維他命E，都可以預防免疫功能衰退。

4 規律的生活作息：養成早睡早起的生活習慣，避免因過度勞累，影響免疫系統的健全。

Graybeard
銀髮族

朱雀文化 和 你 快 樂 品 味 生 活

LIFESTYLE	時尚生活		
LifeStyle001	築一個咖啡館的夢	劉大紋等著	定價220元
LifeStyle002	買一件好脫的衣服	季 衣著	定價220元
LifeStyle003	開一家自己的個性店	李靜宜等著	定價220元
LifeStyle004	記憶中的味道	楊 明著	定價200元
LifeStyle005	我用一杯咖啡的時間想你	何承穎著	定價220元
LifeStyle006	To be a 模特兒	藤野花著	定價220元
LifeStyle007	愛上麵包店──魅力麵包店88家	黃麗如著	定價280元
LifeStyle008	10萬元當頭家──22位老闆傳授你小吃的專業知識與技能	李靜宜著	定價220元
LifeStyle009	百分百韓劇通──愛戀韓星韓劇全記錄	單 蔀著	定價249元
LifeStyle010	日本留學DIY──輕鬆實現留日夢想	廖詩文著	定價249元
LifeStyle011	風景咖啡館──跟著咖啡香，一站一站去旅行	鍾文萍著	定價280元
LifeStyle012	峇里島小婦人週記	峇里島小婦人著	定價249元
LifeStyle013	去他的北京	費工信著	定價250元
LifeStyle014	愛慾・秘境・新女人	麥慕貞著	定價220元
MAGIC	魔法書		
Magic001	小朋友髮型魔法書	高美燕著	定價280元
Magic002	漂亮美眉髮型魔法書	高美燕著	定價250元
Magic003	化妝の初體驗	藤野花著	定價250元
Magic004	6分鐘泡澡瘦一身──70個配方，讓你更瘦、更健康美麗	楊錦華著	定價280元
Magic005	美容考照教室──丙級美容技術士考照專書	林佳蓉著	定價399元
Magic006	我就是要你瘦──326公斤的真實減重故事	孫崇發著	定價199元
Magic007	精油魔法初體驗──我的第一瓶精油	李淳廉編著	定價230元
MAGIC008	花小錢做個自然美人──天然面膜、護髮護膚、泡湯自己來	孫玉銘著	定價199元
MAGIC009	精油瘦身美顏魔法	李淳廉著	定價230元
MAGIC010	精油全家健康魔法──我的芳香家庭護照	李淳廉著	定價230元
PLANT	花葉集		
PLANT001	懶人植物	唐 芩著	定價280元
PLANT002	吉祥植物	唐 芩著	定價280元
PLANT003	超好種室內植物	唐 芩著	定價280元
PLANT004	我的香草花園	唐 芩著	定價280元

北市基隆路二段13-1號3樓　http://redbook.com.tw
TEL：2345-3868 FAX：2345-3828

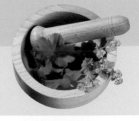

EasyTour	新世代旅行家		
EasyTour001	省錢遊巴黎	劉文雯著	定價220元
EasyTour002	省錢遊北海道	謝坤潭著	定價299元
EasyTour003	到東京逛街	劉文雯、黃筱威著	定價250元
EasyTour004	東京台北逛雜貨	黃筱威著	定價250元
EasyTour005	花小錢遊香港──扮美美&吃好吃	孫玉銘著	定價250元
EasyTour006	京阪神──關西吃喝玩樂大補帖	希沙良著	定價299元
EasyTour007	花小錢遊韓國──與韓劇場景浪漫相遇	黃淑綾著	定價299元
EasyTour008	東京恰拉──就是這些小玩意陪我長大	葉立莘著	定價299元
EasyTour009	花小錢遊新加坡──女性、學生、親子的新天堂樂園	孫玉銘著	定價249元
EasyTure010	迷戀巴里島──住Villa、做SPA	峇里島小婦人著	定價299元
EasyTure011	背包客遊泰國──曼谷、清邁最IN玩法	谷喜筑著	定價250元
EasyTour012	西藏深度遊	娑爾極地著	定價299元
EasyTour013	搭地鐵遊倫敦──超省玩樂秘笈大公開！	阿不全著	定價280元
EasyTour014	洛杉磯吃喝玩樂	溫士凱著	定價299元
EasyTour015	舊金山吃喝玩樂	溫士凱著	定價299元
EasyTour016	無料北海道	王　水著	定價299元
TOP50	週休二日台灣遊		
Top25001	博物館在地遊	賴素鈴著	定價299元
Top25002	玩遍新台灣	羅子青著	定價299元
Top25003	吃吃喝喝遊廟口	黃麗如著	定價299元
FREE	定點優遊台灣		
FREE001	貓空喫茶趣──優游茶館‧探訪美景	黃麗如著	特價149元
FREE002	北海岸海鮮之旅──呷海味‧遊海濱	李旻著	特價199元
FREE003	澎湖深度遊	林慧美著	定價299元
FREE004	情侶溫泉──40家浪漫情人池&精緻湯屋	林慧美著	定價148元
FREE005	夜店	劉文雯等著	定價149元
FREE006	懷舊	劉文雯等著	定價149元
FREE007	情定MOTEL	劉文雯等著	定價149元
FREE008	戀人餐廳	劉文雯等著	定價149元
SELF	展現自我		
Self001	穿越天山	吳美玉著	定價1,500元
Self002	韓語會話教室	金彰柱著	定價299元

朱雀文化 和 你 快 樂 品 味 生 活

Cook50	基礎廚藝教室		
Cook50001	做西點最簡單	賴淑萍著	定價280元
Cook50002	西點麵包烘焙教室(五版)——乙丙級烘焙食品技術士考照專書	陳鴻霆‧吳美珠著	定價480元
Cook50003	酒神的廚房——用紅白酒做菜的50種方法	劉令儀著	定價280元
Cook50004	酒香入廚房——用國產酒做菜的50種方法	劉令儀著	定價280元
Cook50005	烤箱點心百分百——看書就會做成功點心	梁淑嫈著	定價320元
Cook50006	烤箱料理百分百——看書就會做美味好菜	梁淑嫈著	定價280元
Cook50007	愛戀香料菜——教你認識香料、用香料做菜	李櫻瑛著	定價280元
Cook50009	今天吃什麼——家常美食100道	梁淑嫈著	定價280元
Cook50011	做西點最快樂	賴淑萍著	定價300元
Cook50012	心凍小品百分百——果凍‧布丁(中英對照)	梁淑嫈著	定價280元
Cook50013	我愛沙拉——50種沙拉‧50種醬汁(中英對照)	金一鳴著	定價280元
Cook50014	看書就會做點心——第一次做西點就OK	林舜華著	定價280元
Cook50015	花枝家族——透抽軟翅魷魚花枝章魚小卷大集合	邱筑婷著	定價280元
Cook50016	做菜給老公吃——小倆口簡便省錢健康浪漫餐99道	劉令儀著	定價280元
Cook50017	下飯ㄟ菜——讓你胃口大開的60道料理	邱筑婷著	定價280元
Cook50018	烤箱宴客菜——輕鬆漂亮做佳餚(中英對照)	梁淑嫈著	定價280元
Cook50019	3分鐘減脂美容茶——65種調理養生良方	楊錦華著	定價280元
Cook50021	芋仔蕃薯——超好吃的芋頭地瓜點心料理	梁淑嫈著	定價280元
Cook50022	每日1,000Kcal瘦身餐——88道健康窈窕料理	黃苡菱著	定價280元
Cook50023	一根雞腿——玩出53種雞腿料理	林美慧著	定價280元
Cook50024	3分鐘美白塑身茶——65種優質調養良方	楊錦華著	定價280元
Cook50025	下酒ㄟ菜——60道好口味小菜	蔡萬利著	定價280元
Cook50026	一碗麵——湯麵乾麵異國麵60道	趙柏淯著	定價280元
Cook50027	不失敗西點教室——最容易成功的50道配方	安　妮著	定價280元
Cook50028	絞肉の料理——玩出55道絞肉好風味	安　妮著	定價280元
Cook50029	電鍋菜最簡單——50道好吃又養生的電鍋佳餚	梁淑嫈著	定價280元
Cook50030	麵包店點心自己做——最受歡迎的50道點心	游純雄著	定價280元
Cook50031	一碗飯——炒飯健康飯異國飯60道	趙柏淯著	定價280元
Cook50032	纖瘦蔬菜湯——美麗健康、免疫防癌蔬菜湯	趙思姿著	定價280元
Cook50033	小朋友最愛吃的菜——88道好做又好吃的料理點心	林美慧著	定價280元
Cook50034	新手烘焙最簡單——超詳細的材料器具全介紹	吳美珠著	定價350元
Cook50035	自然吃‧健康補——60道省錢全家補菜單	林美慧著	定價280元
Cook50036	有機飲食的第一本書——70道新世紀保健食譜	陳秋香著	定價280元
Cook50037	靚補——60道美白瘦身、調經豐胸食譜	李家雄、郭月英著	定價280元
Cook50038	寶寶最愛吃的營養副食品——4個月～2歲嬰幼兒食譜	王安琪著	定價280元

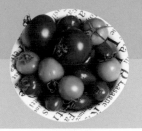

北市基隆路二段13-1號3樓　http://redbook.com.tw
TEL：2345-3868 FAX：2345-3828

Cook50039	來塊餅——發麵燙麵異國點心70道	趙柏淯著	定價300元
Cook50040	義大利麵食精華——從專業到家常的全方位密笈	黎俞君著	定價300元
Cook50041	小朋友最愛喝的冰品飲料	梁淑嫈著	定價260元
Cook50042	開店寶典——147道創業必學經典飲料	蔣馥安著	定價350元
Cook50043	釀一瓶自己的酒——氣泡酒、水果酒、乾果酒	錢薇著	定價320元
Cook50044	燉補大全——超人氣・最經典，吃補不求人	李阿樹著	定價280元
Cook50045	餅乾・巧克力——超簡單・最好做	吳美珠著	定價280元
Cook50046	一條魚——1魚3吃72變	林美慧著	定價280元
Cook50047	蒟蒻纖瘦健康吃——高纖・低卡・最好做	齊美玲著	定價280元
Cook50048	Ellson的西餐廚房——從開胃菜到甜點通通學會	王申長著	定價300元
Cook50049	訂做情人便當——愛情御便當的50 × 70種創意	林美慧著	定價280元
Cook50050	咖哩魔法書——日式・東南亞・印度・歐風＆美式・中式60選	徐招勝著	定價300元
Cook50051	人氣咖啡館簡餐精選——80道咖啡館必學料理	洪嘉妤著	定價280元
Cook50052	不敗的基礎日本料理——我的和風廚房	蔡全成著	定價300元
TASTER	**吃吃看**		
Taster001	冰砂大全——112道最流行的冰砂	蔣馥安著	定價199元
Taster002	百變紅茶——112道最受歡迎的紅茶・奶茶	蔣馥安著	定價230元
Taster003	清瘦蔬果汁——112道變瘦變漂亮的果汁	蔣馥安著	定價169元
Taster004	咖啡經典——113道不可錯過的冰熱咖啡	蔣馥安著	定價280元
Taster005	瘦身美人茶——90道超強效減脂茶	洪依蘭著	定價199元
Taster006	養生下午茶——70道美容瘦身和調養的飲料和點心	洪偉峻 著	定價230元
Taster007	花茶物語——109道單方複方調味花草茶	金一鳴著	定價230元
Taster008	上班族精力茶——減壓調養、增加活力的嚴選好茶	楊錦華著	定價199元
Taster009	纖瘦醋——瘦身健康醋DIY	徐因著	定價199元
Taster010	懶人調酒——100種最受歡迎的雞尾酒	李佳紋著	定價199元
QUICK	**快手廚房**		
Quick001	5分鐘低卡小菜——簡單、夠味、經點小菜113道	林美慧著	定價199元
Quick002	10分鐘家常快炒——簡單、經濟、方便菜100道	林美慧著	定價199元
Quick003	美人粥——纖瘦、美顏、優質粥品65道	林美慧著	定價230元
Quick004	美人的蕃茄廚房——料理・點心・果汁・面膜DIY	安妮著	定價169元
Quick005	懶人麵——涼麵、乾拌麵、湯麵、流行麵70道	林美慧著	定價199元
Quick006	Cheese!起司蛋糕——輕鬆做乳酪點心和抹醬	賴淑芬著	定價230元
Quick007	懶人鍋——快手鍋、流行鍋、家常鍋、養生鍋70道	林美慧著	定價199元
Quick008	隨手做義大利麵・焗烤——最簡單、變化多的義式料理	洪嘉妤著	定價199元
Quick009	瘦身沙拉——怎麼吃也不怕胖的沙拉和瘦身食物	郭玉芳著	定價199元
輕鬆做001	涼涼的點心	喬媽媽著	定價99元

國家圖書館出版品預行編目資料

精油全家健康魔法
　　──我的芳香家庭護照
／香草魔法學苑企畫　李淳廉編著.
──初版──
台北市：朱雀文化，2004〔民93〕　　面；
公分.──（MAGIC；10）
　　　ISBN 986-7544-23-4（平裝）
　　1.芳香療法　2.植物精油

418.52　　　　　　　　　　　　93017878

MAGIC 010

Aromatherapy Magic for Family's Health Care

精油全家健康魔法
我的芳香家庭護照

企畫・香草魔法學苑

編著・李淳廉

攝影・廖家威

模特兒・林婉琦＆林安茹、Stanley

視覺企畫＆美術設計・張小珊工作室

文字編輯・劉大紋、盧幼芝

企畫統籌・李橘

發行人・莫少閒

出版者・朱雀文化事業有限公司

地址・台北市基隆路二段13-1號3樓

電話・02-2345-3868

傳真・02-2345-3828

劃撥帳號・19234566 朱雀文化事業有限公司

E-mail・redbook@ms26.hinet.net

網址・http://redbook.com.tw

總經銷・展智文化事業股份有限公司

ISBN・986-7544-23-4

初版一刷・2004.10

定價・230元

出版登記・北市業字第1403號

感謝・境築庭園民宿 0928-604905・DAVID CAFÉ 02-8786-9309／提供場地協助拍攝

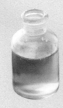
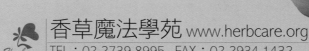

我們築構環境 邀您體驗環境

境築 庭園民宿

合法
民宿

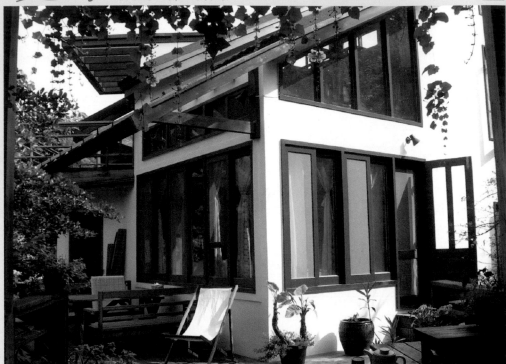

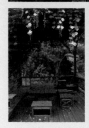
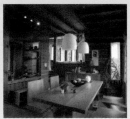
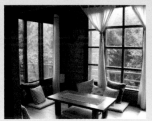
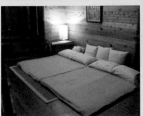

主人與境築

自年輕時習畫至今，並從事空間設計。

在對自然與環境的觀察、感受中獲得一些體悟，對空間尤其敏感，也夢想著能在山裡過活。

因而十年前來此購地，

並依著自己的觀念及需求，在四年前構築了這一方小而美的環境名之〈境築〉。

目前我們開始嘗試在山裡接待客人，也與人分享空間美學、繪畫及生活上的歷程與心得……。

〈境築〉是構築環境之意，來此，你可以感受這台灣中低海拔山區；人與自然和平共存的型態及環境
（既有人的聚落又有原生動植物的生態——確實是我們的理想，
雖然也帶來一點外來植物，但也盡量控制在小院子裡……）

苗栗縣公館鄉福德村4鄰36-15號
（台6線21.5公里轉入上山約2公里）

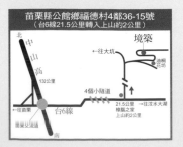

訂房須預約

預約電話／0928-604-905施先生 0912-088-402杭小姐

http://www.twcity.net/arter/

E-mail:herngder@ms67.hinet.net

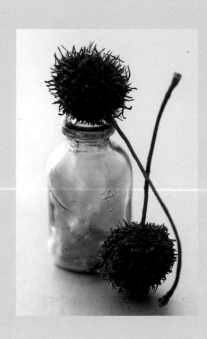

MAGIC 010